Javad Farhadian Asgarabadi
Mohammadreza Malekpour
Pouria Mohammadi

# Aplicação da nanotecnologia na indústria

Javad Farhadian Asgarabadi
Mohammadreza Malekpour
Pouria Mohammadi

# Aplicação da nanotecnologia na indústria

## Nanotecnologia, Futuro Industrial, Revolução

ScienciaScripts

# Índice:

# Capítulo 1
## Aplicações nanotecnológicas

*Nanotecnologia Futuro da revolução industrial*

*Aplicações da nanotecnologia*

A nanotecnologia é a manipulação da matéria a uma escala atómica, molecular e supramolecular. A descrição mais antiga e generalizada de nanotecnologia referia-se ao objetivo tecnológico específico de manipular com precisão átomos e moléculas para o fabrico de produtos à escala macroscópica, também atualmente designado por nanotecnologia molecular. Uma descrição mais generalizada da nanotecnologia foi subsequentemente estabelecida pela Iniciativa Nacional para a Nanotecnologia, que define a nanotecnologia como a manipulação da matéria com pelo menos uma dimensão de 1 a 100 nanómetros. Esta definição reflecte o facto de os efeitos mecânicos quânticos serem importantes a esta escala do reino quântico, pelo que a definição passou de um objetivo tecnológico específico para uma categoria de investigação que inclui todos os tipos de investigação e tecnologias que lidam com as propriedades especiais da matéria que podem ser reduzidas a um determinado limiar de dimensão. Por conseguinte, é comum ver a forma plural "nanotecnologias", bem como "tecnologias à escala nanométrica", para referir a vasta gama de investigação e aplicações cuja caraterística comum é o tamanho. Devido à variedade de potenciais aplicações (incluindo industriais e militares), os governos investiram milhares de milhões de dólares na investigação em nanotecnologia. Até 2012, através da sua Iniciativa Nacional de Nanotecnologia, os EUA investiram 3,7 mil milhões de dólares, a União Europeia investiu 1,2 mil milhões de dólares e o Japão 750 milhões de dólares.

A nanotecnologia, tal como definida pela sua dimensão, é naturalmente muito vasta, incluindo domínios científicos tão diversos como a ciência das superfícies, a química orgânica, a biologia molecular, a física dos semicondutores, o microfabrico, a engenharia molecular, etc. A investigação e as aplicações associadas são igualmente diversas, indo desde extensões da física convencional de dispositivos até abordagens completamente novas baseadas na auto-montagem molecular, desde o desenvolvimento de novos materiais com dimensões à escala nanométrica até ao controlo direto da matéria à escala atómica.

Os cientistas debatem atualmente as implicações futuras da nanotecnologia. A nanotecnologia pode vir a criar muitos materiais e dispositivos novos com uma vasta gama de aplicações, como a nanomedicina, a nanoelectrónica, a produção de energia a partir de biomateriais e os produtos de consumo. Por outro lado, a nanotecnologia levanta muitas das mesmas questões que qualquer nova tecnologia, incluindo preocupações sobre a toxicidade e o impacto ambiental dos nanomateriais e os seus potenciais efeitos na economia global, bem como a especulação sobre vários cenários do dia do juízo final. Estas preocupações levaram a um debate entre grupos de defesa e governos sobre a necessidade de uma regulamentação especial das nanotecnologias.

As ciências e as nanotecnologias são um elemento essencial para uma melhor compreensão da natureza nas próximas décadas. Uma das questões mais importantes para o futuro é a colaboração interdisciplinar na investigação, a educação especial e a transferência de ideias e indivíduos para a indústria. Parte dos efeitos e aplicações da nanotecnologia são os seguintes:

A nanotecnologia representa uma mudança fundamental na forma como os materiais e as ferramentas serão construídos no futuro. A capacidade de sintetizar blocos de construção de dimensão nanométrica com tamanho e composição cuidadosamente controlados, e depois reuni-los em estruturas maiores que têm propriedades e funções únicas, revoluciona os materiais e os processos de produção. Os investigadores serão capazes de criar estruturas de materiais que não existem na natureza e que os químicos convencionais não conseguem criar. Alguns dos benefícios das nanoestruturas incluem: Materiais mais leves, mais duros e mais programáveis; Custos de vida mais baixos ao reduzir a frequência de avarias técnicas; Novas ferramentas baseadas em novos princípios e arquitetura; Emprego de fábricas moleculares ou de clusters que têm a vantagem de montar materiais à escala nano [1-5].

### *A medicina e o corpo humano*

O comportamento molecular à escala nanométrica, faz funcionar sistemas vivos. Ou seja, a escala da química, da física, da biologia e da simulação informática estão todas na mesma direção. Para além de facilitar a utilização optimizada dos medicamentos, a nanotecnologia pode formular fórmulas e vias de libertação de fármacos, o que aumenta consideravelmente a eficácia terapêutica dos medicamentos.

* Materiais biocompatíveis de alta qualidade resultarão da capacidade humana de controlar as nanoestruturas. Os nanomateriais sintéticos inorgânicos e orgânicos, como componentes activos, podem ser introduzidos nas células para desempenhar o papel de diagnóstico (como as partículas quânticas utilizadas para visualizar).

* O aumento do poder computacional através da nanotecnologia torna possível mapear o estado das redes macromoleculares em ambientes reais. Estas simulações serão necessárias para melhorar os componentes biocompatíveis no corpo e para o processo de descoberta de medicamentos [6-21].

### *Resiliência dos recursos*

A agricultura, a água, a energia, os materiais e o ambiente limpo da nanotecnologia conduzirão a mudanças dramáticas na utilização dos recursos naturais, da energia e da água e reduzirão as águas residuais e a contaminação. Além disso, as novas tecnologias permitirão a reciclagem e a reutilização de materiais, energia e água. No domínio do ambiente, a ciência e a nanoengenharia podem ter um impacto significativo na compreensão molecular dos processos à escala nanométrica que ocorrem na natureza; na criação e no tratamento de problemas ambientais através do controlo das emissões; no desenvolvimento de novas tecnologias "verdes" que reduzam os efeitos secundários indesejáveis e na contaminação de cursos de água e zonas que contenham águas residuais. A nanotecnologia tem potencial para remover pequenos contaminantes das fontes de água (menos de 200 nm) e do ar (menos de 20 nm) e para medir e reduzir continuamente a poluição em áreas maiores.

No domínio da energia, a nanotecnologia pode reduzir drasticamente a eficiência energética, o armazenamento e a produção de energia. Por exemplo, as empresas químicas fabricaram materiais poliméricos com nano partículas que podem substituir os componentes metálicos da carroçaria dos automóveis. A utilização generalizada destes nano-compósitos pode levar a um consumo anual de 5,1 mil milhões de litros de gasolina.

Prevêem-se grandes mudanças na tecnologia da iluminação nos próximos 10 anos. É possível produzir semicondutores que são utilizados em díodos luminosos em grandes quantidades e em dimensões nano. Nos Estados Unidos, cerca de 20% da eletricidade total é gasta em iluminação. De acordo com as previsões, nos próximos 10 a 10 anos, estas melhorias poderiam reduzir o consumo global em mais de 10%, poupando 100 mil milhões de dólares por ano e reduzindo as emissões de $CO_2$ em 200 milhões de toneladas[22-26].

### *Ar e espaço*

As restrições extremas de combustível para transportar carga para a órbita e para além dela, e o interesse em enviar uma nave espacial para missões de longo alcance a zonas distantes do Sol, conduzem inevitavelmente a uma redução constante do tamanho, peso e consumo de energia. Os materiais e ferramentas nanoestruturados criaram a esperança de resolver este problema.

É também crucial na conceção e fabrico de materiais leves e resistentes ao calor para aviões, foguetões, estações espaciais e plataformas de exploração planetária ou solar. Além disso, a utilização cada vez maior de sistemas minimizados totalmente automatizados conduzirá a avanços significativos na tecnologia de fabrico. Isto deve-se ao facto de o ambiente espacial ter uma força gravitacional baixa e um vácuo elevado, o que promove o desenvolvimento de nanoestruturas e nanossistemas que não são possíveis de construir na Terra [27].

### Segurança nacional

Algumas aplicações defensivas da nanotecnologia incluem: a gestão da informação através da nano-eletrónica avançada como uma das principais capacidades militares, o treino mais eficaz das forças, sistemas de realidade virtual mais sofisticados o resultado da eletrónica nanoestruturada é a utilização de automação e robótica avançadas para compensar a redução de mão de obra, reduzir o risco para os soldados e melhorar a eficiência dos veículos militares, alcançar uma maior eficiência (menos peso e mais potência) exigida nos cenários militares e, ao mesmo tempo, o número de avarias é cada vez menor e menos dispendioso na vida do equipamento militar, os progressos na identificação e, consequentemente, no tratamento dos factores químicos, biológicos e nucleares, a melhoria da conceção dos sistemas utilizados no controlo e na gestão da não-proliferação de armas nucleares, a integração de instrumentos à nanoescala e da micro-mecânica para controlar os sistemas de defesa nuclear. Em muitos casos, as oportunidades económicas e militares são complementares. As aplicações a longo prazo da nanotecnologia noutros domínios são um apoio à segurança nacional e vice-versa [28-34].

### Aplicação da nanotecnologia na indústria eletrónica

### Armazenamento de informações em escala extremamente pequena

Com esta tecnologia, a capacidade de armazenamento de dados pode ser aumentada até 1.000 vezes ou mais e, em última análise, conduz à criação de ferramentas ultra-pequenas para um relógio de pulso. A capacidade final de armazenamento de dados atingirá cerca de um terabyte por polegada quadrada, o que permitirá guardar 50 números ou mais de "DVDs" num disco rígido do tamanho de um cartão de crédito. A criação de chips em dimensões ultra-pequenas, por exemplo, com tamanhos entre 32 e 90 nm, também produz discos de 100 gigabytes em dimensões reduzidas.

Os fabricantes de equipamentos electrónicos têm muito interesse em diminuir as dimensões e aumentar a potência dos seus cálculos. Mas isto está a chegar ao seu limite final com a tecnologia convencional. Mas a nanotecnologia avançou por outro caminho, e pode dizer-se que o mundo eletrónico mudou. Com esta tecnologia, uma nova geração de computadores será designada por computadores quânticos, que terão uma potência quase 1000 vezes superior à dos computadores actuais! Com estes computadores, a velocidade de acesso à informação é centenas de vezes superior e, claro, a superioridade da informação com os proprietários do equipamento [35-45].

### Nanotecnologia e Química

Utilizando a nanotecnologia, é possível produzir catalisadores com uma relação volume/volume muito elevada, o que pode aumentar consideravelmente a eficiência das unidades químicas. Células solares quânticas que utilizam o hidrogénio como combustível limpo, uma nova geração de baterias, revestimentos altamente resistentes, corantes de lavagem sem precedentes e outros desenvolvimentos extraordinários no mundo da química e da produção a partir de outras aplicações da nanotecnologia, que terão o potencial de transformar a vida humana. Do mesmo modo, existem muitas aplicações da nanotecnologia noutros ramos da ciência e da tecnologia [46-54].

### Nanotecnologia e medicina

Como sabem, a forma habitual de tratar os medicamentos consiste em introduzir a substância eficaz no organismo e, para além das células doentes, esta espalha-se pelas células e tecidos saudáveis. Isto provoca níveis muito elevados de ingestão de medicamentos e, mais importante ainda, danifica os tecidos saudáveis do corpo. Utilizando a tecnologia à escala nanométrica, os investigadores estão a desenvolver cápsulas de tamanho nanométrico que, para além do seu tamanho incomparável, têm a capacidade de diagnosticar os tecidos doentes; estão precisamente sobre esses tecidos e dão-lhes a quantidade de medicamento de que necessitam.

A este fenómeno chama-se medicação. As nanotecnologias abrirão também caminho à construção de produtos orgânicos compatíveis com o corpo e curarão muitas doenças que não têm cura. No caso do tratamento do cancro, os investigadores estão também a desenvolver nanopartículas que, uma vez no organismo, detectam e destroem os tecidos cancerosos, mesmo que sejam tão numerosos como as células. Isto fará com que os tecidos cancerosos sejam detectados e destruídos logo nos primeiros dias da sua formação. De um modo geral, nos próximos anos, a prevenção, o diagnóstico e o tratamento das doenças serão muito diferentes daquilo a que atualmente se chama medicina [55-61].

### Nanotecnologia e transportes

Novos materiais feitos de nanopartículas reduzirão drasticamente o peso dos veículos. Nas gerações futuras, em vez de aço, serão utilizados materiais compósitos ou nanocompósitos que têm um peso muito reduzido e uma resistência surpreendente (o rácio de resistência destes materiais é várias centenas de vezes superior ao do aço).

Perder peso nos veículos significa atingir velocidades mais elevadas, reduzir o consumo de combustível, reduzir as emissões poluentes e milhares de outros benefícios que reduzirão a poluição humana. Atualmente, utilizando esta tecnologia, os pneus são fabricados com uma elevada percentagem de argila, com uma elevada resistência ao desgaste e um tempo de vida da borracha normal [62].

### A nanociência é uma grande transformação numa escala muito pequena

Muitos investigadores e políticos do mundo acreditam que a nanociência pode introduzir mudanças fundamentais na indústria global. A indústria petrolífera também beneficiará com o avanço desta tecnologia.

A nanociência pode ajudar a melhorar a produção de petróleo e gás, facilitando a separação do petróleo e do gás no interior do reservatório. Isto é possível graças a uma melhor compreensão dos processos a nível molecular. Dado que as dimensões à escala nano são de cerca de um metro, a nanotecnologia é o conceito de fabrico de novos materiais e estruturas por moléculas e átomos a esta escala.

Felizmente, as aplicações da nanotecnologia na indústria petrolífera ocupam um lugar especial. A nanotecnologia proporcionou novas perspectivas para uma melhor extração de petróleo. Esta tecnologia ajuda a isolar mais eficazmente o petróleo e a água. Ao adicionar material à escala nanométrica ao reservatório, pode ser libertado mais petróleo. É também possível obter melhores informações sobre o reservatório através do desenvolvimento de técnicas de medição por pequenos sensores [63-75].

### *Nano materiais*

A indústria petrolífera necessita de materiais sólidos e fiáveis em quase todos os processos. Ao fabricar materiais à escala nano, é possível produzir equipamento mais leve e mais robusto do que os produtos actuais. A empresa de nanotecnologia de Hong Kong é uma das pioneiras no desenvolvimento do carboneto de silício, um pó cerâmico de tamanho nano.

Com estes pós, podem ser produzidos materiais muito duros. A empresa está atualmente a estudar e a investigar outros compostos e acredita que os nanocristais podem produzir equipamento de perfuração mais durável e robusto. Além disso, os especialistas da empresa produziram um novo fluido que contém partículas muito finas e nanopós, o que melhora consideravelmente a velocidade de perfuração. Esta mistura elimina os danos causados à parede do reservatório no poço e aumenta a capacidade de extração do petróleo [76-80].

### *Poluição*

A poluição por produtos químicos ou poluentes é um tema muito difícil na produção de petróleo e gás. Os resultados da investigação dos cientistas sugerem que a nanotecnologia pode ajudar a reduzir a contaminação. Atualmente, estão a ser desenvolvidos filtros e partículas com uma estrutura nano que podem separar compostos orgânicos do vapor de petróleo. Apesar de terem apenas alguns nanómetros de tamanho, têm uma superfície exterior ampla e são capazes de controlar o tipo de fluido que passa através deles. Os nanotubos são também utilizados para facilitar a separação de sulfureto de hidrogénio, água, monóxido de carbono e dióxido de carbono do gás natural na indústria petrolífera. Atualmente, estão a ser realizados estudos em amostras de argila à escala nanométrica e em combinação com polímeros que podem absorver hidrocarbonetos. Assim, é possível separar os resíduos de petróleo das lamas de perfuração. Novos sensores para melhorar a extração de petróleo De acordo com as últimas informações publicadas pela Organização de Energia dos EUA, a extração de petróleo não é económica para cerca de dois terços dos poços de petróleo dos EUA. Devido às elevadas temperaturas e pressões em ambientes de solo duro, os antigos sensores eléctricos e equipamentos de medição electrónicos e outros não são fiáveis, pelo que as empresas de extração de petróleo se deparam com alguns problemas em fornecer as informações necessárias e sensíveis para extrair o petróleo completo e eficaz dos reservatórios.

Atualmente, os investigadores do laboratório de fotónica da Universidade de Tecnologia da Virgínia estão a desenvolver sensores fiáveis e baratos de fibras ópticas para medir a pressão, a temperatura, o fluxo de petróleo e as ondas acústicas nos poços de petróleo. Estes sensores são muito apreciados devido às suas pequenas dimensões, à sua imunidade às interferências electromagnéticas, ao seu desempenho a alta pressão e a altas temperaturas, bem como a ambientes difíceis. Mais importante ainda, é possível substituir estes sensores sem interferir no processo de produção de petróleo e o seu custo é adequado. Atualmente, a substituição de sensores antigos em poços de petróleo custa milhões de dólares. Os novos sensores são muito económicos em termos de produção e fornecem medições mais precisas.

Espera-se que a tecnologia destes sensores melhore a produção de petróleo, fornecendo medições precisas e fiáveis e reduzindo os riscos associados à exploração e perfuração de petróleo. Além disso, os novos sensores são especialmente apreciados devido a algumas aplicações especiais, como a extração marítima e horizontal de petróleo, em que a utilização de sensores antigos é muito difícil nessas situações [81-

85].

### *A nanotecnologia e o aumento da eficiência dos motores*

Os investigadores da Universidade da Califórnia em Santa Cruz têm uma empresa comum para desenvolver uma nova tecnologia destinada a melhorar a eficiência dos motores de combustão interna.

Esta tecnologia destina-se a converter o calor produzido pelo motor numa corrente eléctrica. O projeto utilizará materiais de engenharia nanométricos para a conversão direta de energia térmica em energia eléctrica[86-88].

### *Referências a Aplicações da nanotecnologia na indústria automóvel*

Hoje em dia, a nanotecnologia entrou em vários sectores da indústria automóvel, o que faz esquecer o atraso do país na indústria automóvel. Esta tecnologia será um fator muito importante na produção de veículos menos eficientes em termos de combustível.

Os principais factores da indústria automóvel incluem:

- Reduzir as emissões e o consumo de combustível

- Recuperação

- Segurança

- Melhor desempenho e maior rendimento do motor

- Esteticismo

Os mercados da nanotecnologia na indústria automóvel são os seguintes:

Geração e armazenamento de energia de células de combustível, células solares, catalisadores de gasolina e gasóleo, armazenamento de energia de materiais nanoestruturados, nanocompósitos, nanopartículas, nanoestruturas leves, materiais resistentes ao fogo e ao calor, aumento da resistência e melhoria da estabilidade das cores e revestimentos nanoestruturados e inteligentes, autolimpantes, resistência aos riscos, desempenho ótico dos revestimentos, sensores programáveis prontos a usar e ecrãs de precisão, ecrãs de movimento, ecrãs de pressão, ecrãs de inclinação, sistemas biométricos, sensores atmosféricos nanoelectrónicos, gestão inteligente do motor, sistema de iluminação, eletrónica de alta temperatura, controlo de segurança, baterias de longa duração, revestimentos nano-compósitos de baixa fricção, revestimentos nano-compósitos resistentes ao desgaste, revestimentos resistentes ao calor, equipamento de saúde, sistemas de alívio, conceção de bio-produção, medição e controlo de equipamento, ferramentas e máquinas, automação ambiental: tecnologia ambiental, reciclagem, combustível para nanoferramentas e tecnologias na indústria automóvel, tecnologia baseada em nanotubos de carbono, modelização e simulação, nanossensores e estímulos spintrónicos e nanomagnéticos [89, 90].

### *Nanotecnologia e indústria petrolífera*

As nanotecnologias podem ter efeitos significativos na indústria petrolífera. A seguir, após mencionar alguns desses efeitos, são apresentadas sucintamente algumas aplicações das nanotecnologias na indústria petrolífera, em especial no que respeita à poluição ambiental e à nanociência:

Quando Richard Smally, galardoado com o Prémio Nobel, descobriu os Minstroflorusens dos Balcãs na Universidade de Rice em 1985, era de esperar que a sua investigação pudesse afetar a indústria petrolífera.

A Organização para a Energia dos EUA (DOE) aumentou em 62% o seu investimento em nanotecnologia para efetuar estudos sobre bolas volumosas e cilindros à base de carbono (tubos volumosos) com um diâmetro de um metro. Os nanotubos de carbono, que pesam cerca de um peso de aço, são 100 vezes mais fortes do que este, têm uma condutividade eléctrica do cobre e uma condutividade térmica equivalente à do diamante. Os nanofiltros podem ajudar a isolar materiais em campos petrolíferos e os catalisadores à nanoescala podem ter efeitos de vários milhares de milhões de dólares no processo de refinação. Outras vantagens dos nanotubos de carbono podem ser a sua utilização nas tecnologias da informação (TI), como o fabrico de revestimentos resistentes às interferências electromagnéticas, ecrãs planos, novos materiais compósitos e equipamento eletrónico de elevado desempenho. A nanociência é uma escala enorme numa escala muito pequena. Muitos investigadores e políticos do mundo acreditam que a nanociência pode provocar mudanças fundamentais na indústria global. A indústria petrolífera também beneficiará com o avanço desta tecnologia.

A nanociência pode ajudar a melhorar a produção de petróleo e gás, facilitando a separação do petróleo e do gás no interior do reservatório. Isto é possível com uma melhor compreensão dos processos a nível molecular. Dado que as dimensões à nanoescala são de cerca de um metro, a nanotecnologia é o conceito de fabrico de novos materiais e estruturas por moléculas e átomos a esta escala.

Felizmente, as aplicações práticas da nanotecnologia na indústria petrolífera ocupam um lugar especial. As nanotecnologias proporcionaram novas perspectivas para a recuperação de petróleo. Esta tecnologia ajuda a isolar mais eficazmente o petróleo e a água. É possível libertar mais petróleo adicionando materiais à escala nanométrica ao reservatório. Além disso, com o desenvolvimento de técnicas de medição por pequenos sensores, é possível obter mais informações sobre o reservatório [91-99].

### *Sensores de hidrogénio auto-limpantes*

As propriedades fotocatalíticas dos nanotubos de titânio são mais pronunciadas em comparação com qualquer forma de titânio, pelo que a contaminação gerada pela radiação ultravioleta é significativamente eliminada. Assim, os sensores podem manter a sua sensibilidade ao hidrogénio.

A investigação levada a cabo neste domínio sugere que os nanotubos de titânio têm uma resistência eléctrica reversível, pelo que, se milhares deles estiverem em frente de um milhão de átomos de hidrogénio, a sua resistência eléctrica aumentará em cerca de 100 milhões de por cento.

Os sensores de hidrogénio são amplamente utilizados nas indústrias química, petrolífera e de semicondutores. São utilizados para identificar certos tipos de bactérias infecciosas. No entanto, ambientes como instalações e refinarias de petróleo onde os sensores de hidrogénio têm aplicações especiais podem ser muito sujos. Estes sensores de hidrogénio são constituídos por nanotubos de titânio cobertos por uma camada de paládio sem energia. Os investigadores infectaram estes sensores com vários materiais, tais como ácido estérico (um tipo de ácido gordo), fumo de cigarro e vários óleos, e depois observaram que todos estes poluentes são destruídos pelas propriedades fotocatalíticas dos nanotubos. O limite final de contaminação foi o tempo que os cientistas mergulharam estes sensores em vários óleos, e os sensores conseguiram recuperar as suas propriedades. Os investigadores expuseram os sensores à temperatura ambiente a 1000 unidades em frente de um milhão de átomos de hidrogénio e observaram que, nos primeiros modelos do sensor resistivo elétrico, este se alterava para 175 000 por cento. Em seguida, os sensores foram cobertos com uma camada de vários micrómetros de óleo lubrificante para eliminar a sua sensibilidade ao hidrogénio. Em seguida, os sensores foram expostos à luz ultravioleta em condições climatéricas normais durante 10 horas e, após uma hora, observaram que os sensores obtiveram uma quantidade significativa da sua sensibilidade e, após quase 10 horas, voltaram quase completamente ao seu estado normal.

Apesar da muito boa capacidade de retorno destes sensores, eles não conseguem recuperar a sua sensibilidade após a contaminação com certos tipos de contaminantes. Por exemplo, o óleo WQ-40, devido ao seu teor de sal, reduz muito a propriedade fotocatalítica dos nanotubos. Ao adicionar uma pequena quantidade de diferentes metais, como estanho, ouro, prata, cobre e nióbio, obtém-se uma variedade de sensores químicos. Estes metais alteram a propriedade fotocatalítica dos nanotubos de titânio. No entanto, os sensores num ambiente incontrolável no mundo real são contaminados por vários materiais, como vapor orgânico volátil, dióxido de carbono, vapores de óleo e poeira. A autossuficiência destes sensores aumenta a sua vida útil e, mais importante, reduz o seu erro [100-106].

*Novos sensores servem para melhorar a extração de petróleo*

De acordo com as últimas informações publicadas pela Agência de Energia dos EUA, a extração de petróleo é cerca de dois terços dos poços de petróleo dos EUA não são económicos. Devido à elevada temperatura e pressão em ambientes de solo duro, os antigos sensores eléctricos e electrónicos e outros equipamentos de medição não são fiáveis, pelo que as empresas de extração de petróleo se deparam com alguns problemas para extrair as informações necessárias e sensíveis para a extração total e eficaz do petróleo dos reservatórios. Atualmente, os investigadores do laboratório de fotónica da Universidade de Tecnologia da Virgínia estão a desenvolver uma série de sensores fiáveis e baratos de fibras ópticas para medir a pressão, a temperatura, o fluxo de petróleo e as ondas acústicas nos poços de petróleo. Estes sensores foram tidos em consideração devido a vantagens como o tamanho reduzido, a imunidade a interferências electromagnéticas, a eficiência a alta pressão e temperatura e em ambientes difíceis. O mais importante é que é possível substituir estes sensores sem interferir no processo de produção de petróleo e a preços acessíveis. Atualmente, a substituição de sensores antigos nos poços de petróleo custa milhões de dólares. Os novos sensores são muito económicos em termos de produção e fornecem medições mais precisas.

Espera-se que a tecnologia destes sensores melhore a produção de petróleo, fornecendo medições precisas e fiáveis e reduzindo os riscos associados à exploração e perfuração de petróleo. Os novos sensores são também de particular interesse devido a algumas aplicações especiais, como a extração de petróleo no mar, em que a utilização de sensores antigos nessas situações é muito difícil [107-111].

*Nanotecnologia nas indústrias de semicondutores*

A indústria dos semicondutores está a evoluir para chegar a um ponto em que a sua capacidade de produzir pontos mais pequenos enfrentará problemas graves, como os efeitos quânticos e as flutuações nos níveis atómicos.

Outros problemas com o desenvolvimento do CMOS incluem o elevado consumo, a elevada dissipação de calor e os elevados custos. No futuro, estas questões constituirão um sério obstáculo à produção de semicondutores eficientes.

De acordo com a NanoMarkets, a nanotecnologia ajudará a continuar o desenvolvimento e a produção de CMOS e permitirá também que as novas tecnologias ultrapassem a tendência de baixa, a fim de obter a satisfação do mercado de CMOS. São consideradas as principais aplicações industriais, como a Freescale, a IBM e a Intel, que constituem uma base importante para os nanossegundos.

Um novo relatório da NanoMarkets sugere que, uma vez que as actuais técnicas de litografia estão a chegar ao fim, as ferramentas utilizadas para desenvolver, fabricar e testar CMOS devem também basear-se na nanotecnologia. Um emissor eletrónico direto utilizado na geração de ASIC é um exemplo de uma ferramenta que foi desenvolvida com a ajuda da nanotecnologia. Mas a Nanomarkets considera que a verdadeira utilização da nanotecnologia é a produção de novos produtos, com base nas características dos materiais à escala nanométrica. As partes da indústria de semicondutores que têm maior impacto na nanotecnologia estão fora da categoria CMOS. Segundo a Nanomarkets, este facto é claramente evidente nos seguintes casos [112-115].

### Memória não volátil

A memória não invariante é um dos factores que contribuem para a computação móvel. Mas dada a quantidade e velocidade limitadas da tecnologia Flash, a nova memória utilizada na sua conceção nanotecnológica tem-se revelado melhor. A FRAM e a MRAM são exemplos deste tipo de memória [2-5].

### Eletrónica de polímeros

A Sony, a Zirax e outras empresas estão prontas para lançar produtos electrónicos de camada fina para entrar no mercado. Ao contrário do CMOS, a eletrónica de polímeros tem muito boas propriedades térmicas e baixos custos de produção em pequenos volumes. Estas características tornam possível a produção de novos produtos. Em 2006, serão produzidos a baixo preço grandes ecrãs rouli e etiquetas RFID, que estarão disponíveis para utilização em bens de utilização única [58, 59, 116-119].

### *Nano sensor*

Os nanossensores têm um limiar de diagnóstico muito mais baixo do que os seus rivais. Podem desempenhar um papel importante na descoberta de doenças biológicas. Os relatórios da NanoMarkets sugerem que a nanotecnologia pode ser de grande ajuda na gestão do calor e nas ligações internas de alta velocidade. Os nanotubos podem ser utilizados para ligações internas de alta velocidade porque a sua capacidade de transferir corrente do cobre é muito superior e pode ser melhorada por métodos compatíveis com CMOS (a Infineon demonstrou esta capacidade em 2002). Dos nanotubos, é possível criar líquidos de arrefecimento para resolver problemas térmicos (como as peças que a Intel tem vindo a utilizar desde 2002), ou criar um fluxo de ar frio entre eles. Este relatório conclui que existem oportunidades significativas na nanoelectrónica. Assim, em 2006, os nanossegundos terão um lucro de apenas 3,1 mil milhões de dólares. Como já foi explicado, isto começou agora sob a forma de novos métodos para completar o CMOS. O relatório mostra que os fabricantes de semicondutores devem agora pensar em planear a aplicação da nanotecnologia nos seus produtos.

Caso contrário, é necessário aceitar a perda da grande produção do futuro, o que, evidentemente, aceitar este risco parece estar longe da mente [120-125].

### *O futuro sob a sombra da nano*

A nanotecnologia numa definição muito simples, ou seja, as tecnologias que funcionam na dimensão nanométrica. O nanómetro é uma unidade de medida, igual à bilionésima parte do metro, ou seja, $10^{-9}$ metros. O tamanho dos átomos e das moléculas nesta gama, pelo que entrar neste pequeno espaço humano pode interferir com a forma como os átomos e as moléculas estão dispostos, e fazer novos materiais e estruturas diferentes dos já existentes.

A produção de nanotubos de carbono (estruturas tubulares de carbono) fornece ao ser humano um material mais fluido do que o cobre, mais resistente do que o aço e mais leve do que o alumínio. Além disso, utilizando nanopartículas, é possível fabricar superfícies autolimpantes ou sempre limpas e multiplicar a enxertia magnética. Pneus com uma vida útil de mais de 10 anos e a administração de medicamentos a células individuais danificadas pelo organismo são as capacidades que o ser humano alcançou através da nanotecnologia.

Se aceitarmos que a nanotecnologia é a capacidade de produzir novos materiais, ferramentas e sistemas assumindo o controlo dos níveis atómico e molecular e utilizando as propriedades desses níveis, então constataremos que as aplicações desta tecnologia em vários domínios, incluindo a alimentação, a medicina, a medicina de diagnóstico, a biotecnologia, a eletrónica, a informática, as comunicações, os transportes, a energia, o ambiente e a segurança nacional, pelo que é difícil identificar uma área que não a afecte.

Embora as experiências e a investigação sobre a nanotecnologia tenham sido levadas a sério desde o início dos anos 80 do século XX, os efeitos revolucionários e inacreditáveis da nanotecnologia no processo de investigação e desenvolvimento levaram todos os principais países a prestar grande atenção a esta questão. E a considerar a nanotecnologia como uma das suas prioridades de investigação mais importantes durante a primeira década do século XXI. Por conseguinte, os investigadores, professores e artesãos devem também identificar o seu estatuto e posição neste domínio público e exprimir-se com uma presença ativa e até competitiva neste programa científico e especializado. Porque muitos académicos e investigadores consideram que as nanotecnologias são iguais no futuro. A natureza emergente da nanociência e da nanotecnologia como capacidade de produzir novos materiais, instrumentos e sistemas com precisão atómica e molecular conduziu a muitas aplicações em vários domínios da ciência e da tecnologia.

Por exemplo, no sector da saúde e da medicina, um domínio muito importante da nanotecnologia é o sistema de distribuição de medicamentos no corpo. Atualmente, a utilização de medicamentos é volumétrica, enquanto células específicas do corpo necessitam deles. No novo método, o medicamento é injetado diretamente nas células com equipamento de injeção diferente e é entregue no local onde é necessário. A nanotecnologia, a mudança fundamental, é o caminho que criará novos materiais no futuro, e revolucionará os materiais, pois os investigadores serão capazes de fabricar materiais que não existem na natureza e que a química convencional não é capaz de criar. Algumas das vantagens dos materiais nanoestruturados incluem materiais mais leves, mais potentes, programáveis, custos de vida reduzidos através da redução da frequência de defeitos, novas ferramentas baseadas em princípios e nova arquitetura, a indústria automóvel e os electrodomésticos que utilizam esta nova tecnologia a longo prazo, os tumores cerebrais podem ser detectados corretamente e podem ser melhorados sem danificar os tecidos saudáveis e utilizando radioterapia, as nanocápsulas produzidas com recurso à nanotecnologia conterão materiais como a vitamina A, o retinol e o beta-caroteno, que deverão ser transmitidos às camadas profundas da pele para apresentarem as propriedades mais anti-envelhecimento e outras propriedades medicamentosas. Ao trabalhar com nanopartículas opticamente activas nos glóbulos brancos, é possível identificar as células danificadas. No domínio da energia, podem ser significativamente eficientes, armazenar e produzir energia e reduzir o consumo de energia.

Por exemplo, as empresas químicas criaram materiais poliméricos reforçados que podem substituir os componentes metálicos da carroçaria dos automóveis. A utilização generalizada destes nanocompósitos pode poupar 5,1 mil milhões de galões por ano [109-129].

***Vários produtos explorados comercialmente com recurso à nanotecnologia***

Abaixo estão alguns dos principais produtos de nano-tecnologia em 2003. As notícias mostram que aqueles que ainda acreditam que a nanotecnologia está apenas no laboratório, enganam-se.

*Tecido antirrugas

Uma empresa, ao adicionar estruturas moleculares às fibras de linho, criou fibras que não absorvem líquidos e nódoas. Por isso, se o café for derramado em calças brancas, é espantoso que se mova sobre elas e não seja absorvido.

*Proteção da pele, com penetração profunda

Uma das maiores empresas de fabrico de cosméticos do mundo introduziu o seu primeiro produto nanotecnológico em 1998. Este produto é um creme antirrugas que produz este creme a partir de um processo nanotecnológico único para incorporar vitamina A numa cápsula polimérica. A cápsula, como uma esponja, absorve e retém o creme no seu interior, até que o invólucro exterior seja dissolvido no substrato.

*Óculos de sol de alta qualidade

Outra empresa, recorrendo à nanotecnologia, fabricou revestimentos poliméricos ultra-finos, anti-reflexos e protectores para os vidros, de modo a que o seu vidro seja resistente aos riscos e não seja antirreflexo. Esta cobertura remove a gordura e as manchas nas lentilhas e as lentilhas são mais sensíveis.

*Meias Nano

Não só os atletas, mas também a maioria das pessoas sofre de suor e não o tolera. Naturalmente, cada perna tem 250.000 glândulas sudoríparas que podem produzir cerca de 500 ml de suor por dia.

Recentemente, a empresa Sole apresentou meias feitas de linho, melhoradas com nanopartículas de prata, que impedem o crescimento de bactérias e fungos.

*Telas solares

A utilização de protectores solares regulares torna a pele tão branca que se encontra numa situação má. Esta brancura é devida à oxidação que protege a pele contra os raios ultravioleta A e B do sol. Para resolver este problema, a BASF desenvolveu um material nano-baseado que produz óxido de zinco nano-cristalino de alta pureza, o que aumenta a qualidade dos protectores solares. Outros benefícios destes vermes incluem: A pele não absorve e não causa alergias.

### Compressão de nanopós a baixas temperaturas

Atualmente, existe um grande interesse na produção de materiais cerâmicos utilizando nanopós de 1 a 100 nm de dimensão. As teorias mostram que a taxa de condensação depende fortemente do tamanho das partículas. Assim, com isto em mente, a redução do tamanho das partículas de micrómetro para nanómetro reduzirá o tempo de síntese a uma determinada temperatura. De facto, muitas experiências apoiam esta teoria. Por exemplo, o Sr. Rhodes produziu pedaços comprimidos de nanopós de zircónia, cuja densidade era aproximadamente a densidade teórica, mas a temperatura de síntese era muito inferior à temperatura do pó grosso. Recentemente, o Sr. Skandan e os seus colegas sintetizaram os nanopós de titânio a 800 graus Celsius. Esta temperatura de síntese é muito mais baixa do que a temperatura de síntese dos pós de titânio normais. Os resultados mostram que as nanopartículas podem ter vantagens significativas na produção de peças cerâmicas e, além disso, a redução do tempo e da temperatura de síntese pode impedir o crescimento de grãos, porque o tamanho do grão é um dos parâmetros mais importantes nas propriedades do produto. Está provado que, com a redução do tamanho do grão, a resistência do material aumenta. Ao reduzir o tamanho dos grãos para a dimensão nanométrica, o limite dos grãos nas peças aumentará. Por conseguinte, o número de átomos no limite do grão será significativo em comparação com os átomos na rede cristalina. Por conseguinte, as propriedades gerais da matéria dos átomos no limite do grão serão afectadas. Assim, esperamos que as propriedades físicas das peças cerâmicas feitas de nanopós sejam melhoradas.

Uma das questões mais importantes nos materiais nanoestruturados é atingir a condensação máxima dos pós, preservando ao mesmo tempo a estrutura do grão em nanómetros. Atualmente, é possível obter uma densidade de cerca de 95% da densidade real com nanopartículas de cerca de 10-20 nm. Mas é possível obter densidades mais elevadas aumentando o tamanho do grão para mais de 50 nm. A fim de reduzir o crescimento do grão durante a síntese, a densidade bruta da peça prensada deve ser elevada e o tamanho das cavidades deve ser pequeno. Porque as cavidades grandes são necessárias para remover as cavidades grandes. Por conseguinte, antes do processo de síntese dos nanopós comprimidos, é necessário atingir uma densidade elevada. Uma das formas de atingir este objetivo é utilizar alta pressão. No entanto, sabemos que é muito difícil atingir a alta densidade bruta utilizando nanopós cerâmicos. A razão para isso é a presença de muitas forças, como as forças de Van der waals. Por conseguinte, a matéria-prima comprimida à temperatura ambiente após o processo de compressão não tem uma densidade elevada. A baixa densidade bruta dos pedaços de nanopós comprimidos deve-se a dois factores:

- A presença de cavidades de rebentamento devido à integração dos nanopós, uma vez que a sua quebra por técnicas de compressão convencionais não é possível devido ao fenómeno de polarização.

- Partículas não homogéneas compactadas devido a forças de fricção.

Para obter a estrutura ideal e as dimensões à escala nanométrica da matéria-prima, a aglomeração de partículas durante a construção deve ser mínima. Recentemente, o pó de $ZrO_2$-$Y_2O_3$ %3mol foi cozinhado a densidade total e a baixa temperatura.

Os seus resultados também mostram que uma mudança de temperatura de cerca de 70 graus terá um efeito importante na taxa de aumento da densidade. De acordo com estes resultados, deve notar-se que as condições de processamento dos nano-pós devem ser cuidadosamente observadas.

Noutro estudo, foi utilizada uma pressão elevada para obter o máximo de densidade bruta e estrutura em nano dimensões. Por exemplo, a pressão foi de cerca de GPa1, o que requer equipamento especial. Por exemplo, para obter a densidade máxima num nanopó, foram utilizados pistões de tungsténio-cobalto e cobalto. Também para obter uma pressão mais elevada, são utilizados diamantes. Recentemente, foi investigado que a condensação de nanopós na matéria-prima melhorará com a utilização de lubrificantes que permitem que as partículas deslizem umas sobre as outras. Um bom lubrificante melhorará a compressão do pó. Naturalmente, o importante é escolher um lubrificante. Porque os nanopós têm uma atividade química muito elevada. Por outro lado, o lubrificante deve ter a capacidade de penetrar nas cavidades entre os pós Nano. Por conseguinte, o lubrificante deve ter um material de peso molecular muito baixo.

### *Aplicação da nanotecnologia na medicina*

Uma bactéria magnética pode ser colocada ao longo do campo magnético da Terra e fazer com que ele suba ou desça para encontrar o destino pretendido.

Em 1966, um filme cinematográfico intitulado "Amazing Maritime Trip" (Viagem Marítima Espantosa), visita o cinema para ver uma demonstração dramática da utilização da nanotecnologia na medicina. Um grupo de médicos e submarinos aventureiros, com uma forma misteriosa, tornaram-se tão pequenos que conseguiram viajar através do sangue da paciente e destruir o coágulo de sangue no cérebro que ameaçava a sua vida.

Ao longo de 36 anos, foram dados passos largos para construir dispositivos sofisticados, mesmo a escalas mais pequenas. Este facto levou algumas pessoas a acreditar que essa interferência é possível na medicina e que os próprios robôs poderão viajar nas veias de toda a gente.

Todos os organismos são constituídos por células microbianas que, por sua vez, são constituídas por unidades de construção mais pequenas, com cerca de 1 nm de dimensão, como as proteínas, os lípidos e os ácidos nucleicos. Por conseguinte, pode dizer-se que a nanotecnologia está presente, de alguma forma, em diferentes domínios da biologia. Mas o termo convencional "nanotecnologia" é normalmente utilizado para designar compostos artificiais feitos de semicondutores, metais, plásticos ou vidro. A nanotecnologia utiliza estruturas inorgânicas constituídas por cristais muito finos na gama dos nanómetros e tem aplicações extensivas no domínio da investigação médica, da administração de medicamentos às células, do diagnóstico de doenças e possivelmente também do seu tratamento [20, 21, 68, 130-157].

Nalguns círculos, há sérias preocupações quanto ao lado negativo desta tecnologia; poderão estes nanomateriais falhar no controlo e na eliminação de todo o mundo vivo?

No entanto, os benefícios desta tecnologia parecem ser mais do que aquilo que se pensa. Por exemplo, é possível fabricar novos equipamentos de laboratório utilizando a nanotecnologia e utilizá-los para descobrir novos medicamentos e para detetar genes activos em diferentes condições nas células. Além disso, as nano ferramentas podem desempenhar um papel no diagnóstico rápido de doenças e defeitos genéticos.

A natureza do espécime fornece a beleza da utilidade dos cristais inorgânicos no mundo vivo. As bactérias magnéticas são organismos que são afectados pelo campo magnético da terra. Estas bactérias crescem apenas a uma certa profundidade da água ou no sopé das montanhas. O oxigénio acima desta profundidade é demasiado elevado e abaixo dela é demasiado baixo. As bactérias que saem deste nível devem ter a capacidade de nadar e regressar a este nível. Por isso, estas bactérias, tal como muitos parentes, utilizam para se deslocarem uma cauda em forma de chicote. No interior destas bactérias existe uma cadeia com cerca de 20 cristais magnéticos, cada um dos quais com 35 a 120 nm de diâmetro. O conjunto destes cristais forma uma pequena bússola. Uma bactéria magnética pode ser colocada ao longo do campo magnético da Terra e subir ou descer de forma correspondente para encontrar o destino pretendido. Esta é uma magia da engenharia da natureza numa escala nano. O tamanho dos cristais também é importante. Quanto maior for a partícula magnética, as suas propriedades magnéticas mantêm-se durante mais tempo. Mas se esta partícula for demasiado grande, ela própria se divide em duas secções magnéticas separadas, cujas propriedades magnéticas estão na direção oposta. Um cristal deste tipo tem uma propriedade magnética reduzida e não pode ser uma contrapartida eficaz para a bússola. As bactérias magnéticas fazem a sua bússola apenas com o tamanho dos cristais, de modo a poderem utilizá-los para sobreviver. Curiosamente, quando as pessoas concebem ambientes para armazenar informação num disco rígido, estão precisamente a seguir esta estratégia, utilizando cristais magnéticos à escala nanométrica de um tamanho que é simultaneamente robusto e eficiente. Os investigadores estão a tentar utilizar partículas magnéticas à escala nano para detetar agentes patogénicos. Tal como muitas das competências que são utilizadas atualmente, estes investigadores necessitam de anticorpos adequados que se liguem a estes factores. As partículas magnéticas, como a etiqueta, são ligadas às moléculas de anticorpos. Se um agente patogénico específico, como o vírus HIV, for considerado numa amostra, os anticorpos específicos do vírus, que estão eles próprios ligados a partículas magnéticas, são ligados a elas. As amostras são lavadas para separar os anticorpos que não estão ligados. Se o vírus estiver presente na amostra, as partículas magnéticas dos anticorpos ligados ao vírus produzem campos magnéticos que são detectados pelo dispositivo sensorial. A sensibilidade deste método experimental é melhor do que a dos métodos padrão existentes, e as modificações previstas em breve aumentarão a sensibilidade até várias centenas.

O mundo eletrónico avançado está repleto de materiais que transmitem luz. Por exemplo, cada leitor de CD lê o CD através de uma ótica que inclui um díodo laser. Este díodo é feito de um semicondutor inorgânico. Cada imagem ocupa uma pequena porção de um CD do tamanho de uma molécula de proteína (à escala nanométrica). Como resultado, é criado um semicondutor nanocristalino ou o chamado "ponto quântico" comercial.

Os físicos que estudaram pela primeira vez, nos anos 60, os pontos quânticos, acreditavam que estes pontos seriam utilizados para criar novos aparelhos electrónicos e dispositivos visuais. Uma mão-cheia de investigadores afirmou que estas descobertas poderiam ajudar a diagnosticar doenças ou a descobrir novos medicamentos, e nenhum deles sonhou sequer que as primeiras aplicações dos pontos quânticos seriam na biologia e na medicina. Os pontos quânticos têm muitas capacidades e são utilizados de muitas formas diferentes. Uma das aplicações destes pontos semicondutores é a deteção da composição genética de amostras biológicas. Recentemente, alguns investigadores utilizaram um método inovador para detetar a existência de uma sequência genética específica numa amostra. Na sua conceção, utilizaram partículas de ouro de 13 nm decoradas com ADN (material genético). Na sua forma inovadora, os investigadores utilizaram dois feixes de ouro. Um pedaço era um transportador de ADN que se ligava à metade da sequência-alvo e o ADN ligado ao outro ligava-se à outra metade. O ADN alvo, cuja sequência está completa, liga-se facilmente aos dois tipos de partículas, desta forma duas partículas estão ligadas uma à outra. Uma vez que vários ADN estão ligados a cada partícula, as partículas do transportador de ADN alvo podem ligar várias partículas umas às outras. Quando estas partículas de ouro se acumulam, as características que as fazem ser detectadas mudam drasticamente e a cor da amostra passa de vermelho para azul. Uma vez que o resultado deste teste pode ser visto sem quaisquer ferramentas, pode ser utilizado para testar o ADN em casa. Nenhum debate sobre a nanotecnologia está completo sem uma atenção especial a um dos melhores aparelhos da ciência moderna, o microscópio atómico. O método consiste em procurar materiais como o gramofone. O gramofone tem uma agulha afiada que, ao ser puxada para um ecrã, é chamada de ranhura. A agulha do microscópio atómico é muito mais fina do que a agulha do gramofone, pelo que consegue sentir estruturas muito mais pequenas. Infelizmente, é muito difícil fabricar agulhas que sejam simultaneamente delicadas e apertadas. Os investigadores resolveram este problema utilizando nanotubos de carbono que se ligam à ponta do microscópio. Desta forma, foi possível rastrear amostras com apenas alguns nanómetros de tamanho. Desta forma, os investigadores conseguiram descobrir moléculas complexas e interagir com elas.

Este exemplo e os exemplos anteriores mostram que a relação entre a nanotecnologia e a medicina é frequentemente indireta, pelo que grande parte do trabalho realizado consiste em construir ou melhorar instrumentos de investigação ou ajudar no trabalho de diagnóstico. Mas, nalguns casos, a nanotecnologia também pode ser útil no tratamento de doenças. Por exemplo, os medicamentos podem ser colocados em pacotes de nm e a sua libertação pode ser controlada por métodos complexos. Uma das nanoestruturas fabricadas para enviar medicamentos ou moléculas como o ADN para tecidos-alvo são os dendrímeros. Estas moléculas orgânicas sintéticas com estruturas complicadas foram criadas por Donald Tumilia. Se atirarmos ramos de árvores para dentro de uma bola de esponja, de modo a que sejam colocados em diferentes direcções, podemos criar uma forma semelhante a uma molécula de dendrímero. Os dendrímeros são moléculas esféricas e ramificadas que têm um tamanho próximo de uma molécula de proteína. Os dendrímeros, tal como as árvores frondosas e as folhas, têm espaços vazios, o que significa que existem muitas cavidades na superfície.

Os dendrímeros podem ser construídos para acomodar espaços de diferentes tamanhos. Estes espaços destinam-se apenas à manutenção dos agentes terapêuticos. Os dendrímeros são muito flexíveis e ajustáveis.

Podem também ser concebidos para se libertarem espontaneamente da presença de moléculas de estímulo adequadas e esgotarem o seu conteúdo. Esta caraterística permite-nos criar dendrímeros específicos para libertar o seu fármaco apenas nos tecidos ou órgãos que necessitam de tratamento. Os dendrímeros também podem ser fabricados para transferir ADN para as células para terapia genética. Este método é muito mais seguro do que o método original de terapia génica, a utilização de vírus geneticamente modificados [158-162].

### Nano Shell

Os investigadores também fizeram com que as nano-cascas fossem feitas de vidro revestido a ouro. Estas nano-cascas podem ser feitas para absorver um determinado comprimento de onda. Mas como os comprimentos de onda infravermelhos podem penetrar facilmente até alguns centímetros, as nano-cascas que atraem a energia da luz perto deste comprimento de onda são muito consideradas. Por conseguinte, as nano-conchas que são injectadas no corpo podem ser aquecidas a partir do exterior utilizando uma poderosa fonte de infravermelhos. Essas nano-conchas podem ser ligadas a cápsulas de polímero sensíveis ao calor. Estas cápsulas só libertam o seu conteúdo quando o calor do nano invólucro a elas ligado provoca a alteração da sua forma. Uma das grandes aplicações destas nano-conchas é o tratamento do cancro. As nano-cascas de ouro podem ser ligadas a anticorpos que se ligam especificamente às células cancerígenas. Teoricamente, se as nano-conchas forem suficientemente aquecidas, só podem matar as células cancerígenas e não danificar os tecidos saudáveis. É claro que é difícil saber se a nano-casca acabará por cumprir o seu compromisso ou não. Este é também o caso de milhares de outros pequenos dispositivos que são fabricados para utilização na medicina. Os investigadores também utilizaram a nanotecnologia para construir bases artificiais para tecidos e órgãos. Um investigador chamado Samuel Stop concebeu um novo método em que as células ósseas crescem numa base artificial. O investigador utilizou moléculas sintéticas que combinam cordas com elevada tendência para se colarem às células ósseas. Estas bases artificiais podem orientar a atividade das células e podem mesmo controlar o seu crescimento. Os investigadores esperam poder vir a encontrar formas de reconstruir não só ossos, cartilagens e pele, mas também órgãos mais complexos, utilizando bases sintéticas.

Alguns dos objectivos que estão a ser implementados hoje parecem ser utilizados num futuro próximo pelos médicos. Substituir o coração, o rim ou o fígado por bases artificiais pode não ser adequado à tecnologia mostrada no maravilhoso filme marítimo. Mas a noção de que tais tratamentos num futuro próximo não são realistas é muito excitante. Ainda mais excitante é a esperança de que os investigadores possam produzir unidades à escala nano, imitando processos naturais biológicos, e utilizá-las na construção de estruturas maiores. Essas estruturas podem, em última análise, ser utilizadas para reparar tecidos danificados e tratar muitas doenças.

Os materiais nanoestruturados devido ao elevado contacto e porosidade que utilizam a indústria das baterias de lítio estão muito preocupados. Estas especificações permitem novas reacções reactivas, caminhos de transferência de iões de lítio reduzidos, velocidade de fluxo superficial reduzida e melhor estabilidade e capacidade específica das novas baterias. Além disso, os materiais nano-compósitos concebidos para percursos condutores electrónicos podem reduzir a resistência interna das baterias de lítio, o que aumenta a sua capacidade específica, mesmo com taxas de carga/descarga elevadas.

Os nanomateriais são amplamente utilizados nas ciências da vida, nas tecnologias da informação, no ambiente e noutros domínios conexos. Recentemente, os materiais nanoestruturados têm atraído a atenção dos investigadores para aplicações em equipamentos de armazenamento de energia, especialmente em tipos com elevadas taxas de carga e descarga, como as baterias de lítio. O desenvolvimento de equipamento de poupança de energia com maior potência e eficiência energética é a chave para o sucesso dos veículos híbridos eléctricos e eléctricos, e espera-se que substitua pelo menos uma parte dos veículos actuais, os problemas de poluição atmosférica e as alterações climáticas a resolver. Estas tecnologias de poupança de energia baseiam-se na ciência dos novos materiais, como o desenvolvimento de eléctrodos que podem ser carregados e descarregados a elevadas taxas de fluxo.

As baterias recarregáveis de lítio incluem um elétrodo positivo (cátodo), um eletrólito que contém iões de lítio e um elétrodo anódico. Eléctrodos positivos e negativos Geralmente, as baterias comerciais de iões de lítio são constituídas por LiCoO2 e grafite, que funcionam como locais de troca de iões de lítio. Durante o processo de carregamento da bateria, os iões de lítio são separados do elétrodo de LiCoO2, absorvidos simultaneamente pelo elétrodo de grafite e neutralizados através da absorção do eletrão de carga total. Durante o processo de drenagem da bateria, os iões de lítio são removidos do elétrodo negativo e, simultaneamente, substituídos por um elétrodo positivo. Este processo eletroquímico é uma reação de reanimação de óxido (estado sólido), na qual se realiza a transferência eletroquímica da carga entre os iões e a estrutura de um ião condutor e de um eletrão. Em geral, o modo ideal é que a quantidade de energia armazenada na unidade de massa ou no volume da bateria seja a mais elevada possível. Para comparar o conteúdo energético das baterias de lítio, são utilizadas a especificidade da densidade de energia (Wh/Kg) e a densidade de energia (Wh/L); enquanto a capacidade de velocidade é expressa em termos de densidade de potência específica (Wh/Kg) e densidade de potência (Wh/Kg).

Para os veículos pesados, a exigência de densidade de energia específica e a densidade de potência específica da bateria de lítio devem ser de 50Kw/kg, ou mais de 3Wh/Kg, respetivamente; enquanto os veículos eléctricos exigem muito mais, os eléctrodos nanoestruturados parecem ser a via mais promissora para atingir este objetivo.

O comprimento total dos potenciais benefícios dos eléctrodos nanoestruturados pode ser resumido da seguinte forma:

- Novas reacções que não podem ser feitas com materiais em massa;

- Superfície de contacto elevada entre o elétrodo e o eletrólito, o que leva a uma maior carga e descarga;

- Um caminho de transição mais curto para os electrões e iões de lítio (que pode ser utilizado em situações de baixa condutividade do lítio e dos electrões, ou a um potencial mais elevado) [138, 163-168] (193-199).

**Referência:**

1. Nagar K. Nanotecnologia: mudanças e desafios para o mundo.

2. Rejeski D, Kulken T, Pollschuk P, Pauwels E. O projeto sobre nanotecnologias emergentes. Acedido em. 2010 1:2010.

3. Jayasena B, Subbiah S. Um novo método de clivagem mecânica para sintetizar grafenos de poucas camadas. Nanoscale research letters. 2011 6:95.

4. Thangavelu RM, Gunasekaran D, Jesse MI, SU MR, Sundarajan D, Krishnan K. Abordagem nanobiotecnológica utilizando nanopartículas de prata sintetizadas com hormonas de enraizamento das plantas como "nanobollets" para aplicações dinâmicas

em horticultura - um estudo in vitro e ex vitro. Arabian Journal of Chemistry. 2016.

5. Thompson S, Kilbourn MR, Scott PJ. Radioquímica, PET Imaging, e a Internet das Coisas Químicas. ACS central science. 2016 2:497-505.

6. Freitas Jr RA, Nanomedicina VI. Capacidades básicas. Landes Bioscience, Georgetown, TX. 1999.

7. Wagner V, Dullaart A, Bock A-K, Zweck A. The emerging nanomedicine landscape. Nature biotechnology. 2006 24:1211-7.

8. Freitas RA. O que é nanomedicina? Nanomedicina: Nanotecnologia, Biologia e Medicina. 2005 1:2-9.

9. Coombs R, Robinson D. Nanotechnology in Medicine and the Biosciences, 1996. ISBN 2884490809.

10. Health NIo. Roteiro Nacional para a Investigação Médica: Nanomedicine, Overview. Gabinete de Análise de Portfólio e Iniciativas Estratégicas dos EUA, Maryland, em: http://nihroadmap nih gov/nanomedicine, acedido. 2008 20.

11. Johnson VR. Nanotechnology, Environmental Risks, and Regulatory Options [Nanotecnologia, Riscos Ambientais e Opções Regulamentares]. Penn St L Rev. 2016 121:471.

12. Ranganathan R, Madanmohan S, Kesavan A, Baskar G, Krishnamoorthy YR, Santosham R, et al. Nanomedicine: towards development of patient-friendly drugdelivery systems for oncological applications. Revista internacional de nanomedicina. 2012 7:1043.

13. Lavan DA, McGuire T, Langer R. Small-scale systems for in vivo drug delivery. Nature biotechnology. 2003 21:1184.

14. Cavalcanti A, Shirinzadeh B, Freitas Jr RA, Hogg T. Nanorobot architecture for medical target identification. Nanotechnology. 2007 19:015103.

15. Boisseau P, Loubaton B. Nanomedicine, nanotechnology in medicine. Comptes Rendus Physique. 2011 12:620-36.

16. Rao S, Tan A, Thomas N, Prestidge CA. Perspective and potential of oral lipid-based delivery to optimize pharmacological therapies against cardiovascular diseases. Journal of Controlled Release. 2014 193:174-87.

17. Allen TM, Cullis PR. Drug delivery systems: entering the mainstream. Science. 2004 303:1818-22.

18. Walsh MD, Hanna SK, Sen J, Rawal S, Cabral CB, Yurkovetskiy AV, et al. Pharmacokinetics and antitumor efficacy of XMT-1001, a novel, polymeric topoisomerase I inhibitor, in mice bearing HT-29 human colon carcinoma xenografts. Clinical cancer research. 2012.

19. Chu KS, Hasan W, Rawal S, Walsh MD, Enlow EM, Luft JC, et al. Plasma, tumor e farmacocinética tecidular de Docetaxel entregue através de nanopartículas de diferentes tamanhos e formas em ratinhos com xenoenxerto de carcinoma do ovário humano SKOV-3. Nanomedicina: Nanotecnologia, Biologia e Medicina. 2013 9:686-93.

20. Caron W, Song G, Kumar P, Rawal S, Zamboni W. Interpatient Pharmacokinetic and Pharmacodynamic Variability of Carrier-Mediated Anticancer Agents. Clinical Pharmacology & Therapeutics (Farmacologia Clínica e Terapêutica). 2012 91:802-12.

21. Bertrand N, Leroux J-C. O percurso de um portador de fármaco no organismo: uma perspetiva anátomo-fisiológica. Journal of Controlled Release. 2012 161:152-63.

22. Johlin E, Al-Obeidi A, Nogay G, Stuckelberger M, Buonassisi T, Grossman JC. Nanohole structuring for improved performance of hydrogenated amorphous silicon photovoltaics. ACS applied materials & interfaces. 2016 8:15169-76.

23. Sheehan SW, Noh H, Brudvig GW, Cao H, Schmuttenmaer CA. Aumento plasmônico de células solares sensibilizadas por corante usando nanoestruturas core-

shell-shell. The Journal of Physical Chemistry C. 2013 117:927-34.

24. Branham MS, Hsu WC, Yerci S, Loomis J, Boriskina SV, Hoard BR, et al. 15,7% Efficient 10-^m-Thick Crystalline Silicon Solar Cells Using Periodic Nanostructures. Materiais avançados. 2015 27:2182-8.

25. Mann SA, Grote RR, Osgood Jr RM, Alu A, Garnett EC. Opportunities and Limitations for Nanophotonic Structures To Exceed the Shockley-Queisser Limit [Oportunidades e limitações para as estruturas nanofotónicas ultrapassarem o limite Shockley-Queisser]. ACS nano. 2016 10:8620-31.

26. Lee JY, An KH, Heo JK, Lee YH. Fabrico de eléctrodos de supercapacitores utilizando nanotubos de carbono de parede simples fluorados. The Journal of Physical Chemistry B. 2003 107:8812-5.

27. http://www.understandingnano.com/column-space.htm

28. Metcalf A. Landscaping for security. American nurseryman (EUA). 1993.

29. Schumacher M, Fernandez-Buglioni E, Hybertson D, Buschmann F, Sommerlad P. Security Patterns: Integrando segurança e engenharia de sistemas: John Wiley & Sons; 2013.

30. Chyu M-C, Austin T, Calisir F, Chanjaplammootil S, Davis MJ, Favela J, et al. Healthcare engineering defined: a white paper. Journal of healthcare engineering. 2015 6:635-48.

31. Castells M. The rise of the network society: A era da informação: Economia, sociedade e cultura: John Wiley & Sons; 2011.

32. http://careers.state.gov/specialist/opportunities/seceng.html

33. http://www.securityeng.com

34. http://googleonlinesecurity.blogspot.com/2012/06/security-warnings-for-suspected-state.html

35. Nguyen CT-C. Visão geral dos MEMS de RF vibratórios: aplicações às comunicações sem fios. Actas da SPIE: Tecnologia de Processos de Micromaquinagem e Microfabricação; 2005, p. 11-25.

36. Melosh NA, Boukai A, Diana F, Gerardot B, Badolato A, Petroff PM, et al. Ultrahigh-density nanowire lattices and circuits. Science. 2003 300:112-5.

37. Das S, Gates AJ, Abdu HA, Rose GS, Picconatto CA, Ellenbogen JC. Designs for ultra-tiny, special-purpose nanoelectronic circuits. IEEE Transactions on Circuits and Systems I: Regular Papers. 2007 54:2528-40.

38. Goicoechea J, Zamarreno CR, Matias I, Arregui F. Minimizando a foto-branqueamento de multicamadas auto-montadas para aplicações de sensores. Sensores e Actuadores B: Químicos. 2007 126:41-7.

39. Petty M, Bryce M, Bloor D. Introduction to Molecular Electronics, Edward Arnold, Londres, 1995;(e) N. Masciocchi, P Cairati, L Carlucci, G Mezza, G Ciani, A Sironi, J Chem Soc, Dalton Trans. 1996 2739.

40. Aviram A, Ratner MA. Molecular rectifiers. Chemical Physics Letters. 1974 29:277-83.

41. Aviram A. Molecules for memory, logic, and amplification (Moléculas para memória, lógica e amplificação). Journal of the American Chemical Society. 1988 110:5687-92.

42. Postma HWC, Teepen T, Yao Z, Grifoni M, Dekker C. Carbon nanotube single-electron transistors at room temperature. Science. 2001 293:76-9.

43. Xiang J, Lu W, Hu Y, Wu Y, Yan H, Lieber CM. Ge/Si nanowire heterostructures as high-performance field-effect transistors. nature. 2006 441:489.

44. Waldner J-B. Nanocomputers and swarm intelligence: John Wiley & Sons; 2013.

45. Jensen K, Weldon J, Garcia H, Zettl A. Nanotube radio. Nano letters. 2007

7:3508-11.

46. Cademartiri L, Ozin GA. Concepts of nanochemistry: John Wiley & Sons; 2009.

47. Guo LJ. Nanoimprint lithography: methods and material requirements. Advanced materials. 2007 19:495-513.

48. Ozin GA, Arsenault AC, Cademartiri L. Nanochemistry: a chemical approach to nanomaterials: Royal Society of Chemistry; 2009.

49. Gupta SM, Tripathi M. A review of TiO2 nanoparticles. Boletim Científico Chinês. 2011 56:1639.

50. Bharti C, Nagaich U, Pal AK, Gulati N. Mesoporous silica nanoparticles in target drug delivery system: a review. Revista internacional de investigação farmacêutica. 2015 5:124.

51. Croissant J, Zink JI. Nanovalve-controlled cargo release activated by plasmonic heating. Journal of the American Chemical Society. 2012 134:7628-31.

52. Guardado-Alvarez TM, Devi LS, Vabre J-M, Pecorelli TA, Schwartz BJ, Durand J-O, et al. Sistemas de administração de fármacos activados por foto-redox que funcionam sob excitação de dois fotões no infravermelho próximo. Nanoscale. 2014 6:4652-8.

53. Shi J, Votruba AR, Farokhzad OC, Langer R. Nanotechnology in drug delivery and tissue engineering: from discovery to applications. Nano letters. 2010 10:322330.

54. Abrigo M, McArthur SL, Kingshott P. Electrospun nanofibers as dressings for chronic wound care: advances, challenges, and future prospects. Macromolecular Bioscience. 2014 14:772-92.

55. Schumacher CM, Herrmann IK, Bubenhofer SB, Gschwind S, Hirt AM, Beck-Schimmer B, et al. Quantitative recovery of magnetic nanoparticles from sangue corrente: análise de traços e o papel da magnetização. Advanced Functional

Materials. 2013 23:4888-96.

56. Yung CW, Fiering J, Mueller AJ, Ingber DE. Micromagnetic-microfluidic blood cleansing device. Lab on a Chip. 2009 9:1171-7.

57. Herrmann IK, Grass RN, Stark WJ. High-strength metal nanomagnets for diagnostics and medicine: carbon shells allow long-term stability and reliable linker chemistry. Nanomedicine. 2009 4:787-98.

58. Lalwani G, Henslee AM, Farshid B, Lin L, Kasper FK, Qin Y-X, et al. Twodimensional nanostructure-reinforced biodegradable polymeric nanocomposites for bone tissue engineering. Biomacromolecules. 2013 14:900-9.

59. Lalwani G, Henslee AM, Farshid B, Parmar P, Lin L, Qin Y-X, et al. Polímeros biodegradáveis reforçados com nanotubos de dissulfureto de tungsténio para a engenharia do tecido ósseo. Ata biomaterialia. 2013 9:8365-73.

60. Gobin AM, O'neal DP, Watkins DM, Halas NJ, Drezek RA, West JL. Near infrared laser-tissue welding using nanoshells as an exogenous absorber. Lasers in Surgery and Medicine. 2005 37:123-9.

61. Freitas Jr RA. Nanomedicine, volume IIA: Biocompatibility. Landes Bioscience, Georgetown, TX, 2003. ed; 2003.

62. DINH A-T, Pangarkar C, Mitragotri S. Understand discrete nanoscale transport. Progresso da engenharia química. 2008 104.

63. Hubler AW, Osuagwu O. Digital quantum batteries: Armazenamento de energia e informação em conjuntos de tubos de nanovácuo. Complexity. 2010 15:48-55.

64. Stephenson C, Hubler A. Stability and conductivity of self assembled wires in a transverse electric field (Estabilidade e condutividade de fios automontados num campo elétrico transversal). Relatórios científicos. 2015 5.

65. Lyon D, Hubler A. Gap size dependence of the dielectric strength in nano

vacuum gaps. IEEE Transactions on Dielectrics and Electrical Insulation. 2013 20:1467-71.

66. Taylor R, Coulombe S, Otanicar T, Phelan P, Gunawan A, Lv W, et al. Small particles, big impacts: a review of the diverse applications of nanofluids. Journal of Applied Physics. 2013 113:1.

67. Taylor RA, Otanicar T, Rosengarten G. Nanofluid-based optical filter optimization for PV/T systems. Light: Science and Applications. 2012 1:e34.

68. Hewakuruppu YL, Dombrovsky LA, Chen C, Timchenko V, Jiang X, Baek S, et al. Plasmonic "pump-probe" method to study semi-transparent nanofluids. Applied optics. 2013 52:6041-50.

69. Taylor RA, Otanicar TP, Herukerrupu Y, Bremond F, Rosengarten G, Hawkes ER, et al. Feasibility of nanofluid-based optical filters. Applied optics. 2013 52:141322.

70. Vert M, Doi Y, Hellwich K-H, Hess M, Hodge P, Kubisa P, et al. Terminologia para polímeros biorrelacionados e aplicações (Recomendações IUPAC 2012). Química Pura e Aplicada. 2012 84:377-410.

71. Aleman J, Chadwick AV, He J, Hess M, Horie K, Jones RG, et al. Definições de termos relacionados com a estrutura e o processamento de sólidos, géis, redes e materiais híbridos inorgânicos-orgânicos (Recomendações IUPAC 2007). Química Pura e Aplicada. 2007 79:1801-29.

72. Granqvist C, Buhrman R, Wyns J, Sievers A. Far-infrared absorption in ultrafine Al particles. Physical Review Letters. 1976 37:625.

73. Uyeda T, Hayashi C, Tasaki A. Ultra-Fine Particles: Exploratory Science and Technology: Elsevier; 1995.

74. Kiss L, Soderlund J, Niklasson G, Granqvist C. New approach to the origin of lognormal size distributions of nanoparticles. Nanotechnology. 1999 10:25.

75.  Buzea C, Pacheco II, Robbie K. Nanomaterials and nanoparticles: Sources and toxicity. Biointerphases. 2007 2:MR17-MR71.

76.  Turkevich LA, Fernback J, Dastidar AG, Osterberg P. Potential explosion hazard of carbonaceous nanoparticles: screening of allotropes. Combustion and flame. 2016 167:218-27.

77.  Hodson L, Hull M. Building a safety program to protect the nanotechnology workforce: a guide for small to medium-sized enterprises. 2016.

78.  Beaucham C, Hodson L. General safe practices for working with engineered nanomaterials in research laboratories (Práticas gerais de segurança para trabalhar com nanomateriais artificiais em laboratórios de investigação).

79.  Eastlake AC, Beaucham C, Martinez KF, Dahm MM, Sparks C, Hodson LL, et al. Refinement of the nanoparticle emission assessment technique into the nanomaterial exposure assessment technique (NEAT 2.0). Jornal de higiene ocupacional e ambiental. 2016 13:708-17.

80.  Papadopoulos G, Georgiadou P, Papazoglou C, Michaliou K. Occupational and public health and safety in a changing work environment: An integrated approach for risk assessment and prevention. Safety Science. 2010 48:943-9.

81.  Mueller NC, Nowack B. Exposure modeling of engineered nanoparticles in the environment (Modelação da exposição de nanopartículas artificiais no ambiente). Environmental science & technology. 2008 42:4447-53.

82.  Scrinis G. Nanotechnology and the environment: the nano-atomic reconstruction of nature. Reação em cadeia. 2006:23.

83.  Uskokovic V. Nanotechnologies: What we do not know. Technology in society. 2007 29:43-61.

84.  Drake PL, Hazelwood KJ. Exposure-related health effects of silver and silver compounds: a review. The Annals of occupational hygiene. 2005 49:575-85.

85. Panyala NR, Pena-Mendez EM, Havel J. Silver or silver nanoparticles: a hazardous threat to the environment and human health? Journal of Applied Biomedicine (De Gruyter Open). 2008 6.

86. Yuri M, Masada J, Tsukagoshi K, Ito E, Hada S. Development of 1600 C-class high-efficiency gas turbine for power generation applying J-Type technology. Mitsubishi Heavy Industries Technical Review. 2013 50:1-10.

87. Barth M, Younglove T, Scora G. Development of a heavy-duty diesel modal emissions and fuel consumption model. California Partners for Advanced Transit and Highways (PATH). 2005.

88. Al Ali AR, Janajreh I. Numerical simulation of turbine blade cooling via jet impingement. Energy Procedia. 2015 75:3220-9.

89. Associação NI. Developments in nanotechnology-review 2010/2011 preview. Bruxelas, Bélgica: NIA; 2010 Jan.

90. Fairbrother A, Fairbrother JR. Are environmental regulations keeping up with innovation? A case study of the nanotechnology industry. Ecotoxicology and Environmental Safety. 2009 72:1327-30.

91. Glenn JC. Nanotechnology: Future military environmental health considerations. Technological Forecasting and Social Change. 2006 73:128-37.

92. Amoabediny G, Naderi A, Malakootikhah J, Koohi M, Mortazavi S, Naderi M, et al. Guidelines for safe handling, use and disposal of nanoparticles. Journal of Physics: Conference Series: IOP Publishing; 2009, p. 012037.

93. Kumar A, Singh K, Mahto D, Kumar S, Kumar P, Kushwaha J. APLICAÇÃO DE NANO-MATERIAIS. Boletim de Investigação em Biociências - Ciências Biológicas. 2011 27.

94. Cho SJ, Ouyang J. Attachment of platinum nanoparticles to substrates by coating and polyol reduction of a platinum precursor. The Journal of Physical

Chemistry C. 2011 115:8519-26.

95.    "Benefícios e aplicações | Nano". www.nano.gov. Recuperado em 2016-02-16.

96. "NSI: Nanomanufatura Sustentável - Criando as Indústrias do Futuro | Nano". www.nano.gov. Recuperado em 2016-02-16.

97. "Sobre a Rede Nacional de Nanomanufatura | InterNano". www.internano.org. Recuperado em 2016-02-16.

98.    "NanoOPS:Do laboratório à fábrica                    :
       NEU

Nanomanufatura".nano.server281.com. Recuperado em 2016-02-16.

99. "3Qs:    A    impressão    3-D    de    amanhã    |    notícias    @ Northeastern".www.northeastern.edu. Recuperado em 2016-02-16.

100. Baselt D, Fruhberger B, Klaassen E, Cemalovic S, Britton C, Patel S, et al. Conceção e desempenho de um sensor de hidrogénio baseado em microcantilever. Sensors and Actuators B: Chemical. 2003 88:120-31.

101. Okuyama S, Mitobe Y, Okuyama K, Matsushita K. Hydrogen gas sensing using a Pd-coated cantilever. Jornal Japonês de Física Aplicada. 2000 39:3584.

102. Henriksson J, Villanueva LG, Brugger J. Deteção de hidrogénio de potência ultra-baixa baseada num ressonador de feixe nanomecânico revestido a paládio. Nanoscale. 2012 4:5059-64.

103. Bhushan B, Jung YC. Caracterização micro e nanoscópica de superfícies de folhas hidrofóbicas e hidrofílicas. Nanotechnology. 2006 17:2758.

104. Burton Z, Bhushan B. Caracterização da superfície e propriedades de adesão e fricção de superfícies de folhas hidrofóbicas. Ultramicroscopy. 2006 106:709-19.

105. Koch K, Bhushan B, Barthlott W. Diversity of structure, morphology and

wetting of plant surfaces. Soft Matter. 2008 4:1943-63.

106. Bhushan B, Jung YC, Koch K. Micro-, nano-and hierarchical structures for superhydrophobicity, self-cleaning and low adhesion. Philosophical Transactions of the Royal Society of London A: Mathematical, Physical and Engineering Sciences. 2009 367:1631-72.

107. Sargent Jr JF. A Iniciativa Nacional de Nanotecnologia: visão geral, reautorização e questões de dotações. BIBLIOTECA DO CONGRESSO WASHINGTON DC CONGRESSIONAL RESEARCH SERVICE; 2013.

108. Frietas Jr R. Nanomedicine: basic capabilities. Austin, Landes Bioscience. 1999 1.

109. Poncharal P, Wang Z, Ugarte D, De Heer WA. Electrostatic deflections and electromechanical resonances of carbon nanotubes. science. 1999 283:1513-6.

110. Modi A, Koratkar N, Lass E, Wei B, Ajayan PM. Miniaturized gas ionization sensors using carbon nanotubes. Nature. 2003 424:171.

111. Kong J, Franklin NR, Zhou C, Chapline MG, Peng S, Cho K, et al. Nanotube molecular wires as chemical sensors. science. 2000 287:622-5.

112. Xu Q, Schmidt B, Pradhan S, Lipson M. Modulador electro-ótico de silício à escala micrométrica . nature. 2005 435:325.

113. Liu A, Jones R, Liao L, Samara-Rubio D, Rubin D, Cohen O, et al. Um modulador ótico de silício de alta velocidade baseado num condensador de metal-óxido-semicondutor. Nature. 2004 427:615-8.

114. Rechberger W, Hohenau A, Leitner A, Krenn J, Lamprecht B, Aussenegg F. Optical properties of two interacting gold nanoparticles. Optics communications. 2003 220:137-41.

115. Alda J, Rico-Garda JM, Lopez-Alonso JM, Boreman G. Optical antennas for nano-photonic applications. Nanotechnology. 2005 16:S230.

116. Greiner A, Wendorff J, Yarin A, Zussman E. Biohybrid nanosystems with polymer nanofibers and nanotubes. Applied microbiology and biotechnology. 2006 71:387-93.

117. Godovsky D. Biopolímeros Hidrogéis de PVA Nanocompósitos de polimerização aniónica. Avanços na ciência dos polímeros. 2000 153:163.

118. Myers A. Final Scientific Report-" Improved Fuel Efficiency from Nanocomposite Tire Tread". TDA Research, Inc.; 2005.

119. Lang X, Zhang G, Lian J, Jiang Q. Size and pressure effects on glass transition temperature of poly (methacrylate methyl) thin films. Thin Solid Films. 2006 497:333-7.

120. Schulz MJ, Shanov VN, Yun Y. Nanomedicine design of particles, sensors, motors, implants, robots, and devices: artech house; 2009.

121. Takeuchi K, Hayashi T, Kim Y, Fujisawa K. O estado da arte da ciência e aplicações de nanotubos de carbono. Наносистемы: физика, химия, математика. 2014 5.

122. Divyashree A, Reddy GC, Shoba B. Conceber, implementar e desenvolver cablagem de PCB composta de metal CNT utilizando uma impressora 3D de metal.

123. Bronikowski MJ, Willis PA, Colbert DT, Smith K, Smalley RE. Gas-phase production of carbon single-walled nanotubes from carbon monoxide via the HiPco process: Um estudo paramétrico. Journal of Vacuum Science & Technology A: Vacuum, Surfaces, and Films. 2001 19:1800-5.

124. Itkis M, Perea D, Niyogi S, Rickard S, Hamon M, Hu H, et al. Purity evaluation of as-prepared single-walled carbon nanotube soot by use of solutionphase near-IR spectroscopy. Nano Letters. 2003 3:309-14.

125. Wang L, Pumera M. Residual metallic impurities within carbon nanotubes play a dominant role in supposedly "metal-free" oxygen reduction reactions. Chemical

Communications. 2014 50:12662-4.

126. Thostenson ET, Li C, Chou T-W. Nanocomposites in context. Composites Science and Technology. 2005 65:491-516.

127. Mingo N, Stewart DA, Broido DA, Srivastava D. Phononon transmission through defects in carbon nanotubes from first principles. Physical Review B. 2008 77:033418.

128. Wender B. LCA and Responsible Innovation of Nanotechnology: Arizona State University; 2013.

129. Eatemadi A, Daraee H, Karimkhanloo H, Kouhi M, Zarghami N, Akbarzadeh A, et al. Carbon nanotubes: properties, synthesis, purification, and medical applications. Cartas de pesquisa em nanoescala. 2014 9:393-.

130. Syn NL, Wang L, Chow EK-H, Lim CT, Goh B-C. Exosomes in cancer nanomedicine and immunotherapy: Prospects and challenges. Tendências em Biotecnologia. 2017.

131. Wang AZ, Langer R, Farokhzad OC. Nanoparticle delivery of cancer drugs. Revisão anual de medicina. 2012 63:185-98.

132. Perez-Herrero E, Femandez-Medarde A. Advanced targeted therapies in cancer: drug nanocarriers, the future of chemotherapy. Revista Europeia de Farmácia e Biofarmácia. 2015 93:52-79.

133. Nguyen-Ngoc T, Raymond E. Reinvention of chemotherapy: drug conjugates and nanoparticles. Opinião atual em oncologia. 2015 27:232-42.

134. Ghaz-Jahanian MA, Abbaspour-Aghdam F, Anarjan N, Berenjian A, Jafarizadeh-Malmiri H. Application of chitosan-based nanocarriers in tumor-targeted drug delivery. Biotecnologia molecular. 2015 57:201-18.

135. Seleci M, Ag Seleci D, Joncyzk R, Stahl F, Blume C, Scheper T. Smart multifunctional nanoparticles in nanomedicine. BioNanoMaterials. 2016 17:33-41.

136. Nie S, Xing Y, Kim GJ, Simons JW. Nanotechnology applications in cancer. Annu Rev Biomed Eng. 2007 9:257-88.

137. Chidambaram M, Manavalan R, Kathiresan K. Nanotherapeutics to overcome conventional cancer chemotherapy limitations. Journal of pharmacy & pharmaceutical sciences. 2011 14:67-77.

138. Loo C, Lin A, Hirsch L, Lee M-H, Barton J, Halas N, et al. Nanoshell- enabled photonics-based imaging and therapy of cancer. Technology in cancer research & treatment. 2004 3:33-40.

139. Conde J, Tian F, Hernandez Y, Bao C, Cui D, Janssen K-P, et al. In vivo tumor targeting via nanoparticle-mediated therapeutic siRNA coupled to inflammatory response in lung cancer mouse models. Biomaterials. 2013 34:7744-53.

140. Stendahl JC, Sinusas AJ. Nanopartículas para imagiologia cardiovascular e entrega terapêutica, parte 1: composições e características. Journal of Nuclear Medicine. 2015 56:1469-75.

141. Wu P, Yan X-P. Doped quantum dots for chemo/biosensing and bioimaging. Chemical Society Reviews. 2013 42:5489-521.

142. Nagy ZK, Balogh A, Vajna B, Farkas A, Patyi G, Kramarics A, et al. Comparação de formas de dosagem sólidas electrospun e extrudidas à base de soluplus® de dissolução melhorada. Journal of pharmaceutical sciences. 2012 101:322-32.

143. Minchin R. Nanomedicine: sizing up targets with nanoparticles. Nature nanotechnology. 2008 3:12-3.

144. Banoee M, Seif S, Nazari ZE, Jafari-Fesharaki P, Shahverdi HR, Moballegh A, et al. ZnO nanoparticles enhanced antibacterial activity of ciprofloxacin against Staphylococcus aureus and Escherichia coli. Journal of Biomedical Materials Research Part B: Applied Biomaterials. 2010 93:557-61.

145. Seil JT, Webster TJ. Antimicrobial applications of nanotechnology: methods and literature (Aplicações antimicrobianas da nanotecnologia: métodos e literatura). Revista internacional de nanomedicina. 2012 7:2767.

146. Borzabadi-Farahani A, Borzabadi E, Lynch E. Nanopartículas em ortodontia, uma revisão das aplicações antimicrobianas e anti-cárie. Ata Odontologica Scandinavica. 2014 72:413-7.

147. Soni S, Tyagi H, Taylor RA, Kumar A. Role of optical coefficients and healthy tissue-sparing characteristics in gold nanorod-assisted thermal therapy. International Journal of Hyperthermia. 2013 29:87-97.

148. Mozafari MR. Bioactive entrapment and targeting using nanocarrier technologies: an introduction. Nanocarrier technologies: Springer; 2006, p. 1-16.

149. Bertrand N, Bouvet C, Moreau P, Leroux J-C. Lipossomas com gradiente de pH transmembranar para tratar a intoxicação por drogas cardiovasculares. 2010.

150. Mashaghi S, Jadidi T, Koenderink G, Mashaghi A. Lipid nanotechnology. Revista internacional de ciências moleculares. 2013 14:4242-82.

151. Conde J, Oliva N, Atilano M, Song HS, Artzi N. Self-assembled RNA-triple-helix hydrogel scaffold for microRNA modulation in the tumor microenvironment. Nature materials. 2016 15:353.

152. Food U, Administration D. FDA aprova Abraxane para cancro do pâncreas em fase avançada. 2013.

153. Martis E, Badve R, Degwekar M. Nanotechnology based devices and applications in medicine: An overview. Crónicas de Jovens Cientistas. 2012 3:68-.

154. Kingsley JD, Dou H, Morehead J, Rabinow B, Gendelman HE, Destache CJ. Nanotechnology: a focus on nanoparticles as a drug delivery system. Journal of Neuroimmune Pharmacology. 2006 1:340-50.

155. Gibney, Michael (18 de abril de 2013). "Os 'pontos' nanométricos de Cornell

para diagnósticos podem agora entregar drogas". fiercedrugdelivery.com. Recuperado em 17 de junho de 2013.

156. Elvidge, Suzanne (11 de novembro de 2012). "As 'minicélulas' bacterianas fornecem medicamentos contra o câncer direto para o alvo". fiercedrugdelivery.com. Recuperado em 10 de dezembro de 2012.

157. "Primeiro ensaio em humanos de 'minicélulas': uma forma completamente nova de administrar medicamentos anticancerígenos". fiercedrugdelivery.com. 12 de novembro de 2012. Recuperado em 10 de dezembro de 2012.

158. SinnaAw M. A multi-drug delivery system with sequential release using titania nanotube arrays. Chemical communications. 2012 48:3348-50.

159. Elzoghby AO, Samy WM, Elgindy NA. Protein-based nanocarriers as promising drug and gene delivery systems. Journal of controlled release. 2012 161:38-49.

160. Cajot S, Van Butsele K, Paillard A, Passirani C, Garcion E, Benoit J-P, et al. Smart nanocarriers for pH-triggered targeting and release of hydrophobic drugs. Ata biomaterialia. 2012 8:4215-23.

161. Sarisozen C, Vural I, Levchenko T, Hincal AA, Torchilin VP. PEG-PE-based micelles co-loaded with paclitaxel and cyclosporine A or loaded with paclitaxel and targeted by anticancer antibody overcome drug resistance in cancer cells. Drug delivery. 2012 19:169-76.

162. Viricel W, Mbarek A, Leblond J. Switchable Lipids: Conformational Change for Fast pH-Triggered Cytoplasmic Delivery. Angewandte Chemie International Edition. 2015 54:12743-7.

163. Brinson BE, Lassiter JB, Levin CS, Bardhan R, Mirin N, Halas NJ. Nanoshells made easy: improving Au layer growth on nanoparticle surfaces. Langmuir. 2008 24:14166-71.

164. Bardhan R, Grady NK, Halas NJ. Nanoscale Control of Near-Infrared Fluorescence Enhancement Using Au Nanoshells. Small. 2008 4:1716-22.

165. Choi M-R, Stanton-Maxey KJ, Stanley JK, Levin CS, Bardhan R, Akin D, et al. Um Cavalo de Troia celular para a entrega de nanopartículas terapêuticas em tumores. Nano letters. 2007 7:3759-65.

166. Bardhan R, Lal S, Joshi A, Halas NJ. Theranostic nanoshells: from probe design to imaging and treatment of cancer. Contas da investigação química. 2011 44:936-46.

167. CNN. "Biografia: Naomi Halas." CNN. Cable News Network, 11 Mar. 2008. Web. 7 de maio de 2012.http://edition.cnn.com/2007/TECH/science/06/11/halas.biog/

168. "Melhores Descobertas". - Best of Nanotechnology. Nanotechnology Now, 29 mar. 2008. Web. 7 de maio de 2012. <http://www.nanotech-now.com/2003-Awards/Best- Discoveries-2003.htm>.

# Capítulo 2
## Desenvolvimentos em nanotecnologia

*Desenvolvimentos em nanotecnologia*

A nanotecnologia é um importante domínio da ciência e da tecnologia que, nos últimos anos, tem atraído a atenção de países, empresas e centros de investigação. A participação neste domínio é inevitável para os países e é também necessária para o nosso país. Mas nesta área, a tomada de decisões é oportuna e correcta, e um dos principais requisitos é a formação de uma rede de inovação no eixo escolhido. O desenvolvimento e a implementação do plano abrangente e futuro é outro pré-requisito importante para o sucesso neste domínio [1-7].

*Criação de fios de nanofios*

A técnica de esticar e esticar os fios dos casulos do bicho-da-seda transforma estes fios finos em fios de seda. Os investigadores da Universidade de Tsinghua, na China, descobriram uma abordagem semelhante para criar fios de feixes de nanotubos de carbono.

Os investigadores descobriram o método de criar a cadeia de forma aleatória. Depois de inventarem um método para o crescimento de matrizes verticais e de espremerem o carbono

nanotubos na superfície do silício, tentaram fazer uma massa de nanotubos de carbono dispostos. Mas descobriram que, em vez de terem acesso a um cacho, ganhavam uma bobina contínua de nanotubos. "Apercebemo-nos de que estas matrizes dispostas com precisão podiam ser utilizadas como caches para aceder a cubos de nanotubos de carbono", disse Kailai, que têm um diâmetro de dois décimos de milímetro mas um comprimento de mais de 30 centímetros, podendo ser utilizados para fabricar cordas e fibras com propriedades extraordinárias.

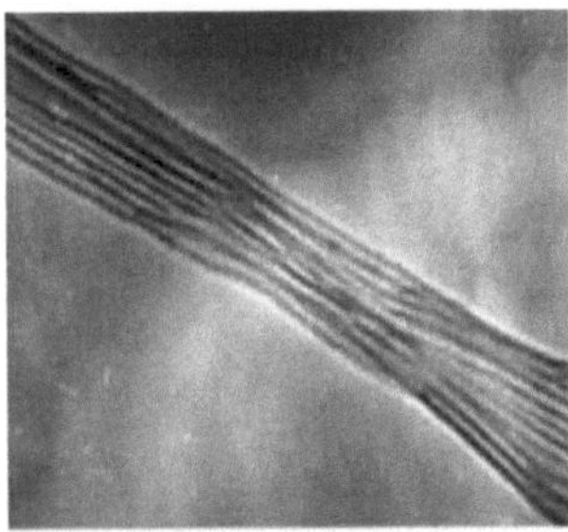

*Fig. 1. Cada nanotubo tem um diâmetro de 10 nm, o que equivale a um comprimento de 100 hidrogénios atómicos.*

Estes fios de nanotubos podem ser utilizados para fabricar coletes à prova de bala e materiais que bloqueiam as ondas electromagnéticas. Uma cadeia de nanotubos de carbono deverá ser capaz de criar objectos macroscópicos para uma variedade de aplicações, como fios de seda utilizados na indústria têxtil, após um tratamento térmico adequado.

Dois métodos para criar cadeias de nanotubos incluem a suspensão dos nanotubos no fluido e a passagem através dele para os remover, ou a utilização do fluxo de gás hidrogénio para alinhar os nanotubos de modo a formarem o aquecedor dos átomos de carbono.

As propriedades eléctricas e mecânicas únicas dos nanotubos de carbono situam-se principalmente na direção do seu comprimento, e este tipo de orientação dos nanotubos resulta na expansão destas propriedades para escalas superiores.

A matriz de nanotubos dos investigadores, ao contrário dos casulos de bicho-da-seda feitos de fibras de seda simples e contínuas, desenvolveu milhões de nanotubos de carbono diferentes. Estas matrizes são constituídas por nanotubos de 10 nanómetros de diâmetro e várias centenas de microns de comprimento. Estes nanotubos são constituídos por algumas paredes, ou seja, cada uma contém várias camadas de átomos de carbono, que são mergulhadas na forma de tubos mais pequenos no seu interior.

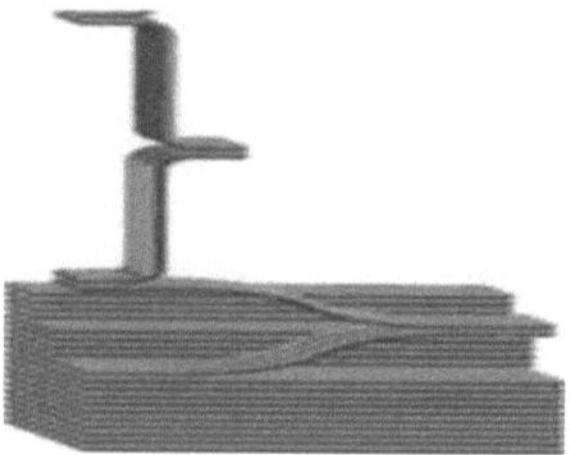

*Fig. 2.* Este diagrama mostra que os nanotubos lisos podem formar uma bobina. A força eletrostática entre moléculas simples é tal que pode aderir a nanotubos individuais a partir da extremidade.

Os nanotubos estão ligados à extremidade por uma força de van der Waals, que é a força eletrostática natural entre átomos e moléculas sem carga eléctrica. As cargas positivas e negativas dos átomos e das moléculas, que são iguais, mas variam de uma parte para outra, conduzem à força de absorção entre os átomos e as moléculas adjacentes. A força de Van der Waals só se aplica a objectos muito pequenos.

Normalmente, a força gravitacional de van der Waals entre os nanotubos é relativamente forte nas matrizes dos investigadores porque os nanotubos têm superfícies muito limpas. Este facto tende a tornar os nanotubos destas matrizes ilimitados para ligações de ponta a ponta e para a formação de cadeias de nanotubos.

A espessura destas bobinas depende do tamanho da corda do dispositivo utilizado para puxar os nanotubos e, com cordas maiores, obtêm-se bobinas mais espessas. Os investigadores estimam que matrizes quadradas de nanotubos com 1 cm de lado produzem uma bobina com 10 metros de largura.

Os investigadores descobriram que, ao aquecer esta bobina, a ligação entre os nanotubos foi reforçada e a sua resistência à tração aumentou para mais de seis vezes e a sua condutividade aumentou.

A eficiência do processo de tração depende da uniformidade da força de tração e do alinhamento exato dos nanotubos. O processo de tração só se torna ineficaz quando a força de tração se altera subitamente. Se o processo de tração for realizado automaticamente com máquinas especiais, a alteração da força de tração raramente ocorrerá.

"Os investigadores desenvolveram uma forma fascinante de criar fibras nanolíticas", afirmou Philippe Polin, investigador do Centro de Investigação do Centro Pascal. "A obtenção de fibras a partir de nanotubos cultivados num substrato tem grandes vantagens para a purificação e o alinhamento dos nanotubos, mas não é claro como esta técnica pode ser utilizada para a produção industrial", afirmou Philippe Polin, líder de uma equipa de investigação que obtém fibras de nanotubos através da suspensão de nanotubos num líquido. "

Polikel Ajayan, professor de ciência e engenharia de materiais no Rensselaer Polytechnic Institute, afirma: "É muito interessante que as matrizes de nanotubos com forças de van der Waals estejam ligadas umas às outras e criem cordas altas". Os investigadores de Tsinghua estão limitados em termos de quantidade de nanotubos, porque não é possível fazer crescer muitos nanotubos num substrato plano", afirma.

As bobinas de nanotubos podem ser preparadas para aplicações específicas dentro de cinco a dez anos. O desenvolvimento do processo de produção em massa destas bobinas requer um método para a produção de matrizes não contínuas e uma máquina para a conversão automática de nanotubos numa bobina.

As próximas etapas do trabalho dos investigadores consistem em melhorar a resistência das ligações e desenvolver aplicações para as bobinas de nanotubos.

Os custos desta investigação foram suportados pelo Ministério da Ciência e Tecnologia da República Popular da China, pela Fundação Nacional de Ciência da China e pelo Grupo Industrial Foxconn [7-18].


### *Nanotubos de carbono Espectros de luz*

Desde a descoberta da fluorescência dos nanotubos de carbono, os químicos da Universidade de Rice, com a introdução de um novo método de ensaio dos nanotubos, mais fácil e mais rápido do que os métodos existentes, identificaram os sinais ópticos do "tipo 33 nanotubos".

Num trabalho de investigação publicado na revista Science, uma equipa de investigação em espetroscopia liderada por Wiesman, professor de química na Universidade de Rice, estudou os comprimentos de onda absorvidos e libertados por qualquer tipo de nanotubo emissor de luz. As suas descobertas para químicos, físicos e cientistas que estudam nanotubos foram muito promissoras, uma vez que testar um simples nanotubo com os métodos anteriores demora muito tempo, enquanto que com este método, as experiências de luz podem ser feitas de forma muito mais rápida e simples. Os químicos e bioquímicos utilizam habitualmente equipamento ótico para analisar as suas amostras, que pode determinar o espécime em segundos. Talvez seja possível aplicar métodos semelhantes à análise de nanotubos, introduzindo correcções.

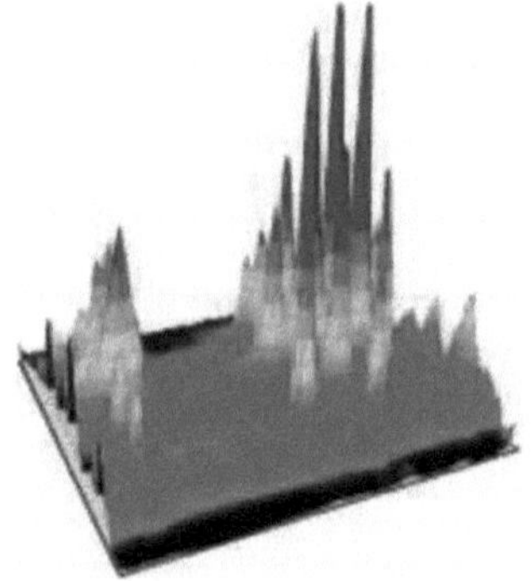

*Fig.3. Esta imagem tridimensional da intensidade da emissão de luz dos nanotubos de carbono mostra um pico para a emissão de qualquer "tipo" de nanotubo, indicando que cada "tipo" tem um sinal luminoso único. A variedade destas marcas deve-se às pequenas diferenças na estrutura e no diâmetro dos nanotubos. A intensidade da emissão é representada como uma função do comprimento de onda de excitação e do comprimento de onda de propagação.*

"O espetro de nanotubos ópticos é uma ferramenta poderosa e importante para a investigação em nanotecnologia porque identifica a combinação de amostras de nanotubos através de medições simples", afirma Wisman.

Para que os nanotubos passem de um estranho material de laboratório a um produto comercializável, é necessário determinar a forma como os nanotubos são classificados, mas enquanto os químicos utilizarem o método empírico para testar os nanotubos, o acesso ao objetivo acima referido não é viável.

A classificação dos nanotubos é muito importante porque eles não são iguais. De facto, existem três grupos de nanotubos de carbono, e o diâmetro e a estrutura física destes grupos são ligeiramente diferentes. Embora estas diferenças insignificantes e intangíveis dêem origem a propriedades muito diferentes, um terço dos nanotubos é metálico e os restantes são semicondutores. Como qualquer método de produção de nanotubos produz muitos tipos diferentes de nanotubos, os investigadores precisam de classificar os tipos de tubos que estão mais interessados em estudar. A propriedade de fluorescência ocorre quando um substrato absorve comprimentos de onda e responde a diferentes comprimentos de onda em resposta. Uma vez que a fluorescência dos nanotubos foi confirmada, para além da utilização dos investigadores, os cientistas teóricos também utilizarão esta investigação do espetro para modificar os modelos que prevêem as propriedades físicas, estruturais e eléctricas dos nanotubos [19-34].

### *Retificador Quantum*

Os rectificadores são ferramentas que só se podem mover numa direção. São exemplos disso os relógios de pulso automáticos e os rectificadores utilizados em circuitos eléctricos. Apesar da diferença no mecanismo de cada um deles, todos os rectificadores seguem a mesma lei:

Um retificador baseia-se na assimetria do sistema, o que torna mais fácil mover-se numa direção do que noutras direcções.

Nos últimos anos, tem havido uma grande tendência para a construção de rectificadores que funcionem em sistemas de nível quântico, os quais, com a presença de nanoestruturas semicondutoras muito pequenas e a perspetiva das suas aplicações técnicas, têm maior probabilidade de surgir. Os primeiros rectificadores quânticos foram criados em 1999 por físicos da Universidade de Lund, na Suécia, e do Instituto Niels Bohr de Copenhaga. Este dispositivo só era capaz de transmitir corrente eléctrica e não podia limitar o sentido do fluxo a um dos lados.

Hoje, o investigador da Universidade de Tóquio, no Japão, concebeu um mecanismo completamente diferente para inventar o retificador que desempenha um papel muito importante nos espinelectrões. Este retificador quântico, que consiste em dois pontos quânticos de cupão fraco, tem duas funções importantes:

1 - Completamente controlável

2 - Pode bloquear completamente o fluxo numa direção

Um ponto quântico é uma pequena região numa estrutura semicondutora onde os electrões podem ser confinados. Esta limitação é criada por uma porta (uma camada metálica que actua como uma barragem de potencial) e o ponto está ligado à fonte através dos túneis da parte superior e inferior. Neste dispositivo, criado por Ono e os seus colegas, a terceira camada separa os pontos entre si. Se as barragens de túneis forem altas, criam um poço de potencial e os níveis de energia dos pontos são quantizados.

Cada nível de energia pode ser ocupado por, no máximo, dois electrões com spins opostos, pois o princípio do monopólio de Paulo impede a ocupação de um nível de energia por dois electrões iguais. A transmissão de electrões através do ponto, da fonte para a fonte, é controlada pela tensão de polarização (V) e pela tensão de porta (Vg). O controlo da tensão de porta desloca a localização dos níveis de energia em função do potencial químico das fontes e da fonte. Ele e os seus colegas construíram uma barragem de túnel elevado entre dois pontos, onde a transmissão através desta peça é feita continuamente: o eletrão pertence a um dos condutores para um túnel, e depois esta operação de tunelamento continua para o ponto seguinte.

É importante notar que estes pontos não são simétricos. Os dois níveis de energia mais baixos em cada ponto são o nível de energia ocupado por um único eletrão e o nível S, que é o oposto da ocupação do ponto por dois electrões com o spin. Ele e os seus colegas ajustaram a tensão da porta de modo a que o eletrão com um spin elevado ocupasse o nível de energia mais baixo do ponto 2, depois alteraram a tensão de polarização e mediram o fluxo. O fluxo fluía livremente numa direção, enquanto o fluxo na direção oposta era quase nulo. Além disso, numa situação em que o eletrão de spin baixo é colocado no nível de energia mais baixo do ponto 2, este dispositivo funciona bem.

Quando a tensão de polarização é negativa, o potencial químico da fonte, is, é maior do que o potencial químico da fonte, iid, e o eletrão de baixa rotação pode fazer um túnel da fonte para o nível de eletrão único, S, no ponto 2, e isto é feito no nível de eletrão único Ponto 1 e, finalmente, na fonte. No entanto, quando a tensão de polarização é positiva, id é maior do que is e nenhuma corrente pode fluir através dos pontos numa ampla gama de tensão de polarização.

Para compreender isto, suponhamos que um eletrão com spin elevado se encontra na fonte. Este eletrão pode fazer um túnel para o ponto 1 de um único eletrão, mas não pode continuar para o ponto 2, uma vez que já existe um eletrão com um spin elevado num nível de um único eletrão e a energia do nível seguinte é muito elevada. Além disso, o eletrão não pode ser devolvido à fonte condutora, porque para uma tensão de polarização suficientemente elevada, o buraco nesta zona está solto e desaparece antes do inverso do tunelamento do eletrão. Isto significa que o eletrão fica preso no ponto 1 e não ocorre mais nenhuma transferência.

Este bloqueio de spin só é ultrapassado com o emprego de uma tensão de polarização mais elevada. Esta tensão elevada permite que o eletrão com um spin elevado no ponto 2 penetre na fonte do túnel e descarregue este nível de energia para os electrões capturados no ponto 1. Note-se que, para uma baixa tensão de polarização, o eletrão pode inverter o túnel para o condutor, o que significa uma corrente não nula para uma tensão de polarização positiva.

Quando a tensão de polarização no bloco de spin diminui e aumenta e muda entre as tensões positiva e negativa, os seus dois pontos quânticos actuam como rectificadores, em que a corrente só pode fluir num sentido da fonte para a fonte. O nível de controlo único neste teste abre caminho a mais aplicações, como a criação de um filtro de spin para selecionar um tipo de spin ou a memória que o spin pode armazenar [35-42].

*Novos ímanes bifásicos*

Investigadores americanos desenvolveram um novo método para criar ímanes permanentes pequenos e potentes. Estes ímanes, denominados "nanocompósitos de acoplamento permutável", têm duas fases magnéticas que os tornam mais fortes do que os ímanes monofásicos normais.

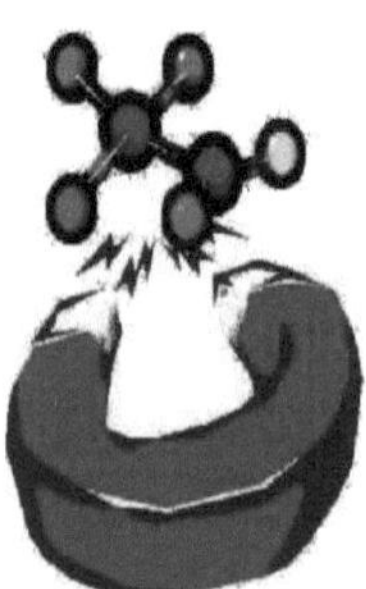

Os "ímanes de troca reactiva" prometem alargar a utilização dos ímanes permanentes em alguns casos, como os dispositivos de gravação e de armazenamento, porque têm uma grande capacidade de gerar energia, que é uma expressão valiosa da capacidade de um íman.

A produção extensiva de energia requer materiais com elevado magnetismo e magnetização (o campo magnético necessário para reduzir a magneticidade de um material ferromagnético para cerca de zero).

Os ímanes de "permuta reactiva" têm uma fase dura com baixa magnetização e alta magnetização e uma fase mole com baixa magnetização. Estas duas fases estão a interagir com o "cupão de troca". A fase dura, a elevada heterogeneidade e a fase mole criam muito magnetismo. Para que o acoplamento de troca seja eficaz, as dimensões das fases dura e mole devem ser controladas à escala nanométrica, o que é, obviamente, um problema. Por conseguinte, a produção máxima de energia pode ser obtida alterando o tamanho e a composição destas unidades de construção específicas. A energia produzida por estas duas bifases é de 20/1 megahos Everest, o que representa mais de 50% da energia produzida pelos ímanes convencionais de ferro-platina [43-

53].

Crescimento artificial de vasos sanguíneos na Universidade da Virgínia

Nas cirurgias cardíacas tradicionais, os vasos das pernas eram utilizados para substituir os vasos sanguíneos danificados. Em breve, os médicos poderão salvar meio milhão de doentes por ano com a utilização de vasos sanguíneos artificiais desenvolvidos em laboratório, através de uma tecnologia desenvolvida por investigadores da Universidade da Virgínia. O novo conhecimento é capaz de criar um vaso sanguíneo humano natural em torno de um andaime, ou seja, um tubo feito de colagénio.

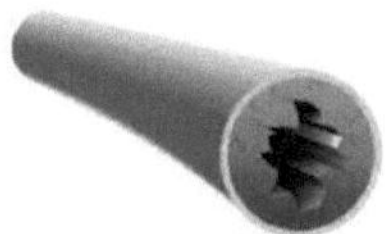

Investigadores da Universidade da Virgínia, utilizando a electrospinning, estão a tentar fabricar tubos com um diâmetro de um milímetro. As dimensões deste tubo são uma sexta veia conjugada mais pequena que existe.

"A maioria dos doentes não tem veias extra suficientes para utilizar numa cirurgia cardíaca. Mesmo que as suas veias possam ser utilizadas, as complicações e as falhas são sempre evidentes devido à inconsistência dessas veias", afirmou Gary Bowlin, um veterano engenheiro biomédico da Universidade da Virgínia. Por isso, o que é realmente necessário é um vaso sanguíneo que possa ser utilizado.

No laboratório, após a aplicação do andaime, colocam células musculares lisas na sua superfície. Estas células são cultivadas e, num prazo de três a seis semanas, é transplantado um tecido de engenharia do vaso sanguíneo.

"Para a maioria dos vasos sanguíneos artificiais de plástico, o colagénio é um componente natural do corpo, o que permite o crescimento de células na sua superfície e evita a rejeição do enxerto", disse Boelin.

Os andaimes de colagénio podem ser biodegradáveis e eventualmente substituídos pelo corpo. Os vasos sanguíneos pré-fabricados podem ser utilizados em salas de emergência, devido à importância do tempo. Outras utilizações incluem: Cirurgia de crianças com transplante de vasos sanguíneos que acompanham o paciente e pacientes diabéticos que perdem seus vasos sanguíneos devido a doenças vasculares.

O Dr. Gray, um engenheiro químico da Universidade da Virgínia, afirmou: "É possível utilizar a tecnologia de electrospinning de colagénio para reconstruir e substituir peles, ossos, nervos, músculos e até mesmo a reconstrução de lesões na coluna vertebral, é possível começar a construir andaimes para reconstruir o que quisermos, o que nos deixou muito entusiasmados". As aplicações práticas desta nova tecnologia podem ser tornadas públicas nos próximos três anos [5457].

### *Descoberta de um novo método de organização de nanopartículas*

Um engenheiro da Universidade Técnica de Buffalo inventou um novo método para organizar nanopartículas em estruturas tridimensionais que poderão ocasionalmente ser utilizadas para construir ferramentas e máquinas de dimensão nanométrica.

De acordo com Peshailis Alexandridis, professor de química na Faculdade de Engenharia e Ciências Aplicadas da Universidade de Buffalo, esta atividade pode ser vista como um passo no sentido da realização de muitas capacidades nanotecnológicas abundantes, uma vez que os cientistas e engenheiros têm o poder de controlar e têm um elevado grau de flexibilidade no fabrico de materiais para a produção de equipamentos equipados com nano dimensões.

Alexandridis e os seus colegas combinam partículas finas de látex, sílica e grafite em estruturas bidimensionais e tridimensionais com as dimensões e combinações desejadas, utilizando campos eléctricos CA não uniformes criados por pequenos eléctrodos e um movimento denominado eletroforese.

Um processo semelhante pode ser utilizado para as nanopartículas. Neste método, as partículas podem ser direccionadas no caminho desejado e classificadas de acordo com as estruturas desejadas com propriedades eléctricas, ópticas e mecânicas, o que significa que os materiais podem ser utilizados para fabricar instrumentos e dispositivos à escala nanométrica, especialmente para materiais que são adequados para fabricar sensores e instrumentos fotónicos.

Um dos aspectos surpreendentes deste processo é a sua compatibilidade. Este processo pode ser utilizado para compor quase todas as partículas, independentemente do facto de a partícula ter uma carga pura ou de ser ou não suscetível de suspender água num líquido aquoso ou não aquoso. Devido a esta flexibilidade, não existe qualquer limitação nas aplicações deste processo, e esta é outra das vantagens deste método.

Centrando-se no processo electroforético, os investigadores estão a desenvolver modelos para prever as diferenças de comportamento de várias partículas e dos seus compostos em vários campos eléctricos em função do tamanho das partículas e das suas características, das dimensões e do modelo dos eléctrodos, da tensão e da frequência aplicadas. Esta informação contribuirá para os esforços desenvolvidos no futuro para produzir nanómetros.

A ligação destas partículas de tal forma que não se criam alterações nas suas propriedades estruturais e se obtém uma estrutura duradoura e recuperável. Depois de ligar as partículas entre si, é possível obter uma estrutura independente e desejável cortando o campo elétrico. Além disso, ao alterar a frequência do campo, as partículas não ramificadas podem ser separadas da estrutura de forma selectiva [5860].

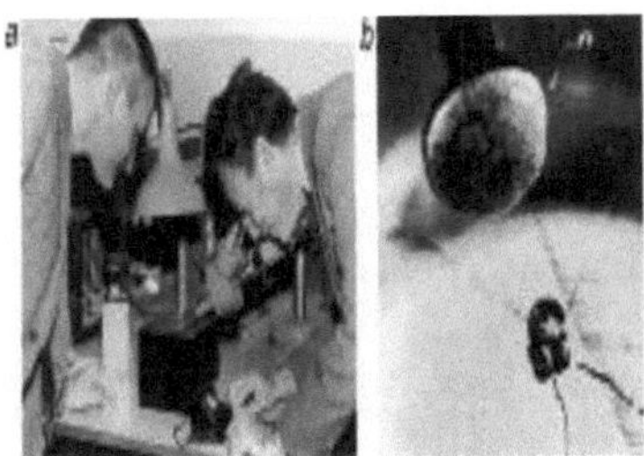

***O futuro dos sistemas nano electromecânicos***

(a) Richard Feynman observa um micro-motor fabricado por William McClellan (o primeiro motor com uma dimensão inferior a 1/64 polegadas); (b) uma imagem de microscópio ótico de um motor com 3,81 mm de largura. O objeto grande visto por cima está no topo de um pino. (Foto de: Caltech Archives).

No final dos anos 50, um físico chamado Richard Feynman, atraiu a atenção do público ao oferecer um prémio de 1000 dólares à primeira pessoa que conseguisse construir um motor elétrico "mais pequeno do que 1/64 polegadas".

Com espanto, William McClellan, com muito esforço e passando horas muito aborrecidas, conseguiu fazê-lo com uma pinça manual e um microscópio (figura: b).

O motor McLean está atualmente em exposição no Instituto de Tecnologia da Califórnia e já está de pé há muito tempo. O objetivo de Feynman era fazer mover as rodas das universidades, dos laboratórios e até das linhas de produção industrial. Os sistemas microelectromecânicos (MEMS), que têm sido criados com seriedade desde meados da década de 1980, atingiram um grau de crescimento e maturidade que só agora é relativamente difícil de enfrentar com a produção maciça de pequenos motores centenas de vezes mais pequenos do que o motor McLean. Ao mesmo tempo, a associação MEMS apresentou alguns produtos verdadeiramente espectaculares. Desde projectores digitais, incluindo milhões de Micro Mirror Electric, a micro-sensores sensíveis ao movimento utilizados em airbags.

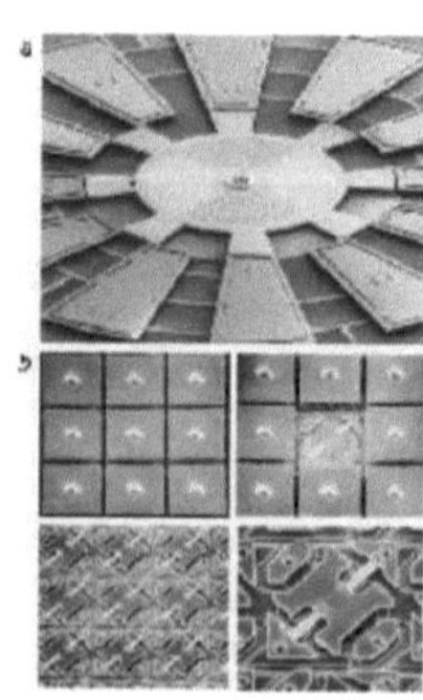

A) Micro-motor eletrostático MEMS feito de silício

B) Espelhos micro-mecânicos no coração do digital

Processador (Texas Instruments)

Cientistas e engenheiros que investigam micro-sensores e outros dispositivos ligam-se a novos laboratórios e ideias; criaram um novo campo neste domínio. As ferramentas destes cientistas são aplicadas em fronteiras muito distantes, desde as profundezas do mar e da crosta terrestre até às áreas remotas do espaço exterior e planetas longínquos; propriedades como a resistência a mudanças nas condições e o baixo custo, fornecem-nos uma grande quantidade de informação sobre o que nos rodeia.

Os MEMS conduzem à ligação entre os processos de semicondutores e a engenharia mecânica; numa escala muito pequena, este domínio cresceu dramaticamente durante a última década. Muitas empresas, desde gigantes dos semicondutores a empresas em fase de arranque, estão a avançar rapidamente para actividades à microescala. Mas até agora, nas dimensões abaixo do micrómetro, pouco trabalho foi feito pela MEMS.

Enquanto os trabalhos recentes sobre microeletrónica têm uma produção em massa de cerca de 0,18 microns de tamanho.

De facto, a SEMATECH prevê, num fórum de consenso de consulta das empresas de semicondutores dos Estados Unidos, que, em 2010, a mais pequena dessas ferramentas será de 70 nm. Chegou o momento de revolucionar os sistemas nano-mecânicos (NEMS), incluindo máquinas, sensores, computadores e eletrónica à escala nanométrica, para atingir estes objectivos e avanços que se prevêem para a eletrónica convencional.

Estes esforços são apoiados pelo trabalho do Grupo Feynman no Caltech e noutros grupos em todo o mundo. O potencial deste domínio é abundante e pode ser aplicado numa vasta gama de domínios, da medicina e da biotecnologia aos princípios da mecânica quântica. Este artigo centra-se nos aspectos fascinantes do NEMS e nos esforços que têm de ser feitos para o conseguir [61-75].

### *O que é um sistema eletromecânico?*

Um dos primeiros dispositivos electromecânicos foi criado em 1785 por Charles Augustine DeCollomb para medir a carga eléctrica. A sua balança eléctrica de torção inclui duas esferas metálicas esféricas. Uma constante e outra ligada a uma haste móvel, que actua como duas placas de um condensador. A diferença de carga entre elas transforma-se numa força gravitacional. Os elementos importantes utilizados na maioria dos sistemas electromecânicos (elemento mecânico e conversor) são óbvios nesta ferramenta.

O elemento mecânico é de alguma forma distorcido ou vibrado pela força aplicada. Normalmente, uma mola fraca que se desvia com uma pequena quantidade de força pode ser utilizada para medir forças quase estáticas.

Vários tipos de elementos mecânicos podem ser utilizados para detetar forças estáticas ou variáveis com o tempo. A balança de torção (construção Columbus) e os braços atualmente utilizados na visualização de sondas microscópicas são deste tipo. As sensibilidades extremamente elevadas incluem instrumentos subtis, nomeadamente estruturas oscilantes compostas, incluindo componentes complexos e flutuações longitudinais e de torção. Esta complexidade pode ser utilizada para reduzir as vibrações e diminuir a taxa de erro com ajustes específicos.

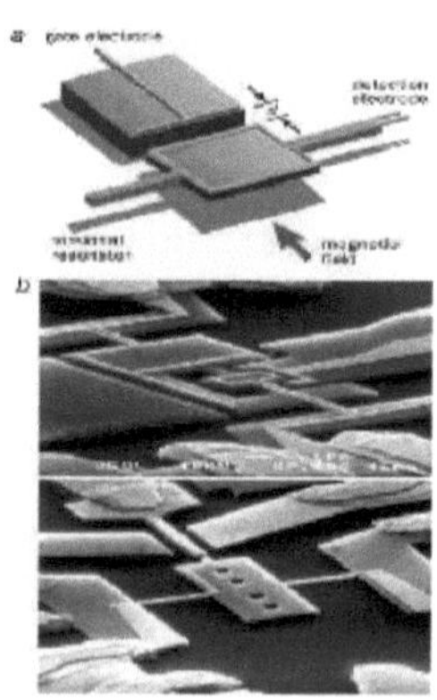

Os conversores NEMS e MEMS convertem a energia mecânica em sinais eléctricos ou ópticos e vice-versa. Por vezes, o conversor de entrada limita-se a simplificar as oscilações do elemento mecânico, enquanto as suas características indicam turbulência no sistema.

Neste caso, essas perturbações, para além do sinal de entrada, são exatamente os sinais que queremos medir. Isto pode incluir: Alterações de pressão que afectam a vida mecânica das ferramentas ou a presença de químicos adsorvidos que alteram a massa dos osciladores à escala nano ou alterações de temperatura que podem alterar a elasticidade ou a elasticidade interna. Estas duas últimas resultam numa alteração da frequência de vibração.

A) O eletrómetro tem no seu núcleo um oscilador mecânico feito de silício sobre um isolador e começa a rodar através de uma corrente de radiofrequência que atravessa um elétrodo dourado circular na presença de um forte campo magnético. O campo elétrico resultante da torção gerada pelo elétrodo detetor é medido. Se a carga for colocada nos eléctrodos da porta, o campo elétrico resultante altera a frequência de modo a que o oscilador rode.

B) A primeira e segunda gerações de electrómetros mecânicos fabricados no Caltech. Em geral, a saída de um dispositivo eletromecânico é o movimento de um elemento mecânico. Existem dois tipos principais de respostas:

O elemento mecânico pode ser facilmente desviado sob a influência da força aplicada, ou a sua gama de oscilação varia. A deteção de ambos os tipos de resposta requer um conversor de saída. Este conversor é frequentemente um conversor de entrada separado. No caso do dispositivo fabricado por Coulomb, o conversor de saída (ou o conversor leitor de saída) era "ótico"; ele captava simplesmente os desvios com os seus olhos. Mas hoje em dia, os instrumentos mecânicos incluem conversores baseados em mecanismos físicos, como os efeitos piezoeléctricos e magnéticos, o tunelamento, os nano-ímans, a eletrostática e a ótica [76-86].

### *Os benefícios dos nanomateriais*

Fig. 4. Os avanços contínuos nos processos de nanofabricação conduziram a um avanço em direção a estruturas ideais.

A) Uma pinça primária simples, controlada em ambos os lados. Esta pinça foi criada numa superfície de silício.

B)    Um oscilador de torção compósito feito de silício sobre um isolador.

C) ) Um instrumento feito de arsenieto de gálio e utilizado para medir pequenas forças a altas frequências.

As ferramentas nanomecânicas constituem uma nova promessa revolucionária na medição de deslocamentos ultra-pequenos e de forças ultra-fracas, especialmente à escala molecular. De facto, com as técnicas nanomecânicas existentes, a massa dos MEMS é de cerca de alguns autogramas ($10^{18}$ g) e a largura da secção é de cerca de 10 nm (Fig. 4). A massa e a pequena dimensão dos NEMS conduzem a um enorme potencial para novas aplicações e medições fundamentais.

Os sistemas mecânicos oscilam na sua frequência angular natural, $\circledR_0$ ,. Esta frequência pode ser aproximada por uma $_{\kappa... \text{^aproximação}}$ em que $\mathrm{Keff},_{\text{^o}})^($

$$0 \qquad {}_{M_{efeito}}$$

força efectiva da mola e $\mathrm{Meffmass}$ é efectiva. (O termo efetivo é um conjunto composto de equações elásticas que rege a resposta mecânica destes objectos). Se o tamanho do instrumento mecânico for reduzido de modo a que a sua forma geral seja preservada, então, à medida que a fórmula linear I diminui, a frequência fundamental ^ também diminui.

Este comportamento básico dá o facto de a massa efectiva ser proporcional a $p$, se a força efectiva da mola for proporcional a I. Neste sentido, é importante que uma resposta de alta frequência conduza a um tempo de resposta rápido à força aplicada. O outro resultado é que pode ser rapidamente acedido sem a necessidade de uma estrutura rude.

Atualmente, é possível construir osciladores com uma frequência fundamental de cerca de $(10^{10}\ Hz)\ 10GHz$ utilizando processos de nano-maquinação que estão relacionados com a nanolitografia à escala de 10 nm.

Estes dispositivos mecânicos de alta frequência introduzem-nos em novas e excitantes capacidades e habilidades. Entretanto, a ultra-baixa potência a frequências de micro-ondas, bem como os novos tipos de microscópios de varrimento de hélices, podem ser utilizados na investigação fundamental ou mesmo nos fundamentos de novas formas de computadores mecânicos.

A segunda caraterística mais importante dos MEMS é a sua perda de energia muito reduzida. Esta propriedade de qualidade ou fator Q é a resposta. Como resultado, os MEMS são muito sensíveis ao mecanismo de força externa, o que é muito importante para a produção de diferentes tipos de sensores.

Além disso, o ruído termo-mecânico equivalente ao ruído de Johnson na resistência eléctrica é inversamente proporcional ao fator Q. Por conseguinte, considera-se que grandes valores de Q são uma caraterística importante para as oscilações e para os sensores de desvio, o que elimina as oscilações mecânicas indesejadas e torna estas forças altamente sensíveis às forças aplicadas.

Os osciladores de alta frequência têm normalmente um fator Q inferior a algumas centenas, mas mesmo o primeiro instrumento mecânico de alta frequência construído por Andrew Calindh no Caltech em 1994 era 100 vezes melhor. Um fator de qualidade tão elevado para o processamento de sinais é muito importante.

A pequena massa efectiva na secção vibratória das ferramentas, ou o curto momento de inércia das ferramentas de torção, também é importante noutro sentido. Isto causa uma sensibilidade extremamente elevada às ferramentas NEMS para massas extra. De acordo com investigações recentes, espera-se que as ferramentas sensíveis que estamos a desenvolver recentemente sejam sensíveis a um pequeno número de átomos que são absorvidos na superfície desta ferramenta.

Os NEMS são inerentemente ferramentas de potência ultra-baixa, a escala de potência principal destes dispositivos é definida como a energia térmica dividida pelo tempo de resposta e apresentada com o

símbolo *& 0°*

A 300 K, o NEMS só funciona com flutuações térmicas à volta dos $10^{-18}$ w. Por conseguinte, se um dispositivo NEMS, com um sinal de cerca de $10^{-12}$ w, pode ter uma relação sinal/ruído superior a $10^6$ . Nestas condições, mesmo que um milhão de dispositivos deste tipo sejam utilizados simultaneamente num processador de sinais NEMS, a potência total dissipada por todo o sistema será apenas de alguns microwatts, o que será 3 a 4 vezes inferior ao consumo de energia dos processadores electrónicos convencionais, que se baseiam no movimento rápido de pacotes de cargas electrónicas e não em elementos mecânicos.

A outra vantagem dos NEMS e MEMS é que podem ser fabricados em silício, arsenieto de gálio e arsenieto de índio, tornando os principais elementos da indústria eletrónica compatíveis com outros materiais. Como resultado, cada componente eletrónico, como conversores e transístores, pode ser construído no mesmo chip e como um elemento mecânico. Se o projeto for concebido de forma a que todos os elementos principais do NEMS se encontrem num chip, surgirá um circuito super-integrado, pelo que não nos depararemos com o problema da interligação de diferentes elementos à escala nanométrica.

Durante os últimos seis anos, no Laboratório Feynman e noutros locais, foram desenvolvidas novas técnicas para a modelação de estruturas tridimensionais de semicondutores. Estas técnicas são aplicadas ao silício, ao epicótilo e ao silício sobre isolamento, bem como a sistemas baseados em arsenieto de gálio e arsenieto de índio.

As máscaras são criadas por litografia ótica e feixe de electrões na base. Isto é feito após um processo de deposição de camada fina. A máscara resultante (preta) protege os seus materiais da luz e dos electrões. Os materiais não protegidos são gravados por um processo de plasma. Uma etapa de gravação selectiva e química remove camadas de regiões específicas para criar nanoestruturas que são isoladas térmica e mecanicamente. Nestas ferramentas, todo o processo pode ser repetido várias vezes e combinado com múltiplos processos de deposição para o fabrico de nanoestruturas mecânicas. A flexibilidade destes processos torna possível a construção de estruturas complexas com dimensões inferiores a algumas dezenas de nanómetros. Os conversores compostos podem ser utilizados para fins de controlo e medição. Com o crescimento epitáctil, a espessura das camadas pode ser controlada com uma precisão atómica. Em princípio, as ferramentas incorporadas apenas têm uma espessura de várias camadas [87-93].

### *Desafios NEMS*

Hoje em dia, as nanoestruturas semicondutoras são produzidas abaixo dos 10 nm através de processos como a litografia por feixe de electrões e a nanomecânica. Assim, parece existir a tecnologia necessária para construir o NEMS.

Então, qual é a razão para os atrasos na utilização?

A resposta é que, antes de se revelarem todas as potencialidades do NEMS, devem ser resolvidos os três principais problemas nesta via.

- Comunicação de sinais entre a escala nano e o mundo microscópico

- Compreender e controlar as máquinas microscópicas

- Desenvolvimento de métodos adequados para a produção de nano produtos

Os NEMS são ferramentas extremamente pequenas que podem ser deformadas com alterações muito pequenas, desviar ou abanar. Por exemplo, no caso do desvio de uma âncora, se lhe for aplicada uma força equivalente à deslocação de alguns por cento da espessura da barra, esta desvia-se linearmente.

Por exemplo, um tubo de 10 nm de diâmetro equivale ao facto de a sua deslocação ser equivalente a uma fração de nanómetro. Fabricar conversores que tenham a sensibilidade para transferir com precisão informações a esta escala exige uma leitura da situação com uma precisão extraordinária. O problema é que a frequência natural do movimento aumenta com a diminuição das dimensões. Por conseguinte, os conversores NEMS ideais devem ter deslocações de cerca de $10^{-12}$ a $10^{-15}$ metros e funcionar a frequências elevadas de alguns gigahertz.

Alguns conversores, utilizados principalmente na gama micromecânica, não são aplicáveis ao mundo nano. As transformações electrostáticas baseadas em MEMS não são compatíveis com as escalas NEMS.

Os eléctrodos à escala nanométrica têm uma capacidade de $10^{-18}$ Faradays ou inferior. Consequentemente, as impedâncias parasitas demasiado elevadas ultrapassarão a capacidade dinâmica que varia com o movimento do instrumento.

Os métodos ópticos, como o método do desvio simples ou os métodos mais sofisticados, não podem fazer nada nestes casos. Por outras palavras, estes métodos não são aplicáveis a dispositivos com uma largura muito maior do que o comprimento de onda da luz.

Por conseguinte, os métodos convencionais não têm muito a ver com os pequenos conversores NEMS. Mas há muitas áreas de ação, incluindo ímanes à escala nanométrica, transístores rápidos de electrões, interfaces supercondutoras quânticas e transístores de um só eletrão. As discussões sobre estas questões estão para além do âmbito deste artigo [94-101].

### *O papel da física de superfície*

Um dos factores que influenciam o potencial das NEMS é a disponibilidade de factores eficazes de elevada qualidade. No entanto, nas ferramentas reais, tanto as propriedades intrínsecas como as características externas criam limitações nos factores de qualidade. Os defeitos nos materiais das ferramentas, os danos superficiais e a absorção superficial durante a construção das ferramentas são alguns dos factores que conduzem ao movimento dos osciladores.

Felizmente, muitos destes efeitos podem ser eliminados através da seleção de materiais e processos adequados. Os factores exteriores, como a resistência do ar, os tipos de queda nos conversores, etc., também podem ser eliminados através de uma engenharia adequada. Mas, em qualquer caso, o mecanismo específico de algumas gotas é inevitável e limita inevitavelmente o acesso aos factores mais qualitativos.

Estes processos incluem o amortecimento termoelástico devido a gotículas não elásticas nos materiais. Outro aspeto que surge é que, à medida que tentamos aproximar os MEMS dos NEMS, os problemas físicos também aumentam.

Por exemplo, o grupo de Robert Paul da Universidade de Kernel demonstrou que os MEMS semicondutores à escala centimétrica podem ter um fator Q de 100 milhões a uma temperatura criogénica. Mas o grupo de Feynman mostrou, há sete anos, que ao entrar na gama dos nanómetros, este fator é significativamente reduzido de 1.000 para 10.000 vezes. A razão para este facto não é conhecida até ao momento. O que parece é que o elevado rácio superfície/volume no NEMS, juntamente com as propriedades da superfície, é eficaz neste aspeto?

A) Uma série de barras de silicone paralelas fabricadas por Harold e os seus colegas da Universidade de Cornell. Cada barra oscila numa frequência que é ligeiramente diferente da outra. A frequência mais elevada medida é de 380 MHz.

B) Um suporte ultra-fino com uma largura de 5iim e uma altura de 260um, desenvolvido em colaboração com investigadores da Universidade de Stanford e do Centro de Investigação da IBM. O desvio de tal portador é utilizado para medir as forças do atuo-newton $10^-$ 18N

C) O instrumento utilizado para lançar uma carga de electrões entre dois eléctrodos na Universidade de Ludwigs-Maxi Millian.

Para o determinar, considere uma barra de silício com um comprimento de 100 nm, uma largura de 10 nm e uma espessura de 10 nm. Esta caraterística única consiste em $5 \times 10^5$ átomos, dos quais $3 \times 10_4$ átomos estão localizados na sua superfície. Por outras palavras, 10% dos seus componentes são átomos de superfície ou próximos da superfície. Obviamente, estes átomos de superfície desempenham um papel importante. Mas a compreensão exacta deste fenómeno exige muito esforço. À medida que as ferramentas se tornam mais pequenas, os mecanismos macroscópicos desaparecem e o comportamento atómico aparece [94-104].

### *Os nanocatalisadores e o futuro dos combustíveis fósseis*

A energia é o maior mercado do mundo, com algumas implicações políticas e estratégicas para outros sectores. A maioria dos países depende inteiramente dos recursos limitados de combustíveis fósseis para satisfazer as suas necessidades energéticas. As flutuações do preço da energia podem pôr de rastos as suas economias e, por outras palavras, permitir que apenas alguns países detenham este recurso desempenha um papel importante no mundo político. Embora o catalisador tenha uma longa história em comparação com a indústria química, os recentes avanços nos nanocatalisadores levaram a uma rápida mudança no equilíbrio político e económico dos combustíveis fósseis; como resultado destes avanços, juntamente com outros desenvolvimentos tecnológicos, o controlo e a direção do papel destes países está nas mãos dos proprietários da tecnologia. Neste contexto, é possível mencionar a indústria catalítica mais avançada de liquefação de carvão na China, na qual o governo dos EUA está a participar.

Estas tecnologias estão ainda na fase inicial, mas o interesse do Departamento de Energia dos EUA e do governo chinês levou até agora uma pequena empresa a celebrar um contrato de 2 mil milhões de dólares para comercializar a sua tecnologia de nanocatalisadores para a liquidação de carvão numa zona periférica China sign.

Os avanços da Nano Catalyst têm estas capacidades:

□ Permitir que as regiões periféricas do mundo atinjam a autossuficiência em petróleo através da produção de petróleo a partir de reservas de carvão.

□ Permite o abandono de poços de gás económicos e acessíveis, que incluem 80 por cento dos recursos de gás conhecidos no mundo.

- ☐ Limite (abaixo do preço da OPEP) para o preço do petróleo.

- ☐ Contribui para que a Rússia, enquanto rival da OPEP, desempenhe um papel importante no mercado mundial da energia.

- ☐ Permite que países como os Estados Unidos e a China, que possuem enormes reservas de carvão, abandonem os efeitos políticos e económicos das importações de petróleo.

- ☐ Torna os produtos obtidos a partir do petróleo muito menos valiosos e uma pequena diferença entre os custos de produção e os preços globais, afectando assim a economia dos principais produtores de petróleo.

- ☐ Ajuda a reduzir e a controlar os gases com efeito de estufa libertados pelos veículos.

- ☐ Reduz significativamente a libertação de outros poluentes, como o dióxido de azoto, o dióxido de enxofre (rações de chuva ácida) e as partículas em suspensão.

- ☐ A reciclagem de materiais residuais através da conversão de plástico, borracha, resíduos urbanos e óleo queimado num combustível limpo e saudável.

A distribuição mundial de carvão é muito mais diversificada do que a do petróleo e está concentrada em países como a China, os Estados Unidos, a Rússia, a Austrália e a Índia. A extração barata de carvão pode alterar o equilíbrio de forças em termos de reservas energéticas mundiais. A Rússia, em particular devido aos seus laços estreitos com outros países da antiga União Soviética, e também devido ao acesso a grandes fontes de carvão e gás natural, beneficia virtualmente de qualquer tipo de mudança energética.

Esta mudança de poder está a ser iniciada com a utilização das nanotecnologias e com a produção de combustíveis para os transportes, nomeadamente de gasóleo ultra limpo, com carvão a um preço equivalente ao da OPEP (22 a 28 dólares por barril).

Durante vários anos, é provável que esta tecnologia esteja disponível para os Estados Unidos e outros países ricos em carvão, como a Austrália. Isto pode não conduzir a uma queda dos preços do petróleo e a um abrandamento das economias do Médio Oriente, mas parece reduzir a força histórica e a sua capacidade de influenciar a economia mundial através dos preços do petróleo.

### *As dez principais nanotecnologias do século XXI*

1. As actividades nanotecnológicas permitirão a mais alta convergência de computadores, redes e biotecnologias e criarão produtos que antes eram impensáveis.

2. A utilização de nano-ferramentas invisíveis, inteligentes e potentes em todos os sectores de atividade aumentará a nossa capacidade de expansão.

3. As empresas do sector alimentar baseadas na nanotecnologia produzirão alimentos rápidos, de baixo custo e de alta qualidade, organizando os átomos como alimentos.

4. Nanocorpos mais pequenos do que agulhas serão introduzidos cirurgicamente no corpo humano.

5. Os nanobióticos previnem as doenças, prolongam a vida e melhoram a saúde dos indivíduos.

6. As nanotecnologias aumentarão a capacidade física, intelectual e sensorial dos indivíduos.

7.    A nanotecnologia fornecerá recursos baratos e energia acessível.

8. As fábricas de nanotecnologia produzem produtos baratos, modificáveis e regulados pelo rápido processo de produção.

9. As nanotecnologias vão alterar o mecanismo de produção global e fornecer equipamentos capazes de produzir produtos progressivos a baixo custo e com recursos primários.

10.  As nanotecnologias criarão novas opções para os seres humanos e provocarão mudanças fundamentais na vida humana [105-121].

### *A utilização de nanopartículas na conversão da energia solar*

Uma das grandes e limpas fontes de energia de que dispomos. Vemo-la quase todos os dias. O que é discutido aqui é a forma como é suprimida.

O problema que até agora estava relacionado com a energia solar era o seu elevado preço. David Kelli, um professor de química da Universidade do Kansas, criou um novo tipo de nanopartículas que pode trazer muitos benefícios em termos de energia solar.

A sua equipa estuda as propriedades e as questões técnicas das nanopartículas de gelatina-selenida. As propriedades das nanopartículas alteram-se com o tamanho. Uma dessas características é o espetro de luz absorvido por estes materiais.

"É possível criar cores incrivelmente diferentes, apenas alterando o tamanho das nanopartículas", afirma o investigador.

Ele está a tentar criar nanopartículas que são adequadas apenas para células felizes. Podem absorver toda a luz visível, mas não absorvem a luz pouco frequente no comprimento de onda dos infravermelhos, que diminui a tensão.

"A cor das nanopartículas adequadas para este fim vai do vermelho escuro ao preto, e o tamanho ótimo das partículas varia consoante a aplicação pretendida", afirmou.

Os painéis solares actuais são feitos de silício. O silício tem impurezas que reduzem a sua eficiência. A purificação de um produto químico também é muito dispendiosa. Normalmente, apenas uma percentagem muito pequena de um material contém impurezas. Se todo o material for convertido num cristal num painel solar, esse cristal não terá grande efeito. Mas se este pedaço for dividido em 100 pequenas nanopartículas, apenas algumas nanopartículas que são impuras permanecerão ineficazes e todas as outras nanopartículas são puras e, portanto, funcionarão.

Em termos gerais, o longo caminho a percorrer para chegar a compostos que sejam competitivos com as actuais células solares continua a ser longo, porque as propriedades das nanopartículas não são suficientemente conhecidas. Utilizando o selénio-gálio, o investigador está a tentar alargar o seu campo de trabalho às mesmas nanopartículas, mas mais complexas e eficientes, denominadas seleneto-índio.

"A produção de nanopartículas de silício é muito difícil, mas o seleneto-índio tem um grande potencial para utilização em células solares", afirma.

"Esta ideia é muito boa para a produção de painéis solares voláteis de alta eficiência que custam menos, apenas se os combustíveis fósseis puderem competir", afirma.

A sua equipa descobriu nanopartículas de seleneto de gálio. Há seis anos que sabe que muitos materiais semicondutores podem ser utilizados na energia solar, mas até agora não foram estudados, porque não havia forma de os converter em nanopartículas. "Todos estes materiais interessantes foram negligenciados, e eu não conseguia ver a continuação desta tendência", afirma o investigador.

Um estudo sobre os métodos de produção destas nanopartículas foi publicado este ano na revista Nano Letters. O crédito do projeto foi financiado pelo programa fotoquímico do Departamento de Energia dos EUA [122-140].

### *A mais pequena fonte de luz eletroluminescente*

Investigadores do Instituto de Tecnologia da Geórgia, utilizando fotões que emanam de moléculas únicas de prata, criaram algo que poderá ser a mais pequena fonte de luz eletroluminescente do mundo. Este trabalho, sendo o primeiro sinal de eletroluminescência de uma molécula única, pode levar à produção de novos tipos de ligações de luz nanométricas, microscópios ópticos ultra-precisos, litografia à escala nanométrica e outras aplicações que requerem fontes de luz muito pequenas. E uma vez que as moléculas individuais emitem fotões como uma única fonte, este método pode, em última análise, ser a base para o processamento e encriptação de informação quântica altamente eficiente. Embora este efeito tenha sido relatado pela primeira vez em aglomerados de prata de 2 a 8 átomos, os investigadores também demonstraram a eletroluminescência em aglomerados de cobre preparados de forma semelhante e previram que este efeito também pode ser aplicável a uma vasta gama de outros metais.

Robert Dixon, professor assistente no Instituto de Química e Bioquímica do Instituto, afirma: "Pela primeira vez, a eletroluminescência foi observada a partir de moléculas individuais. O que vimos é composto por recursos eléctricos sub-nanométricos. Estas moléculas exibem uma luz muito intensa e são muito fortes. "

Dixon e os seus colegas começaram com camadas finas de óxido de prata, que não é tradicionalmente eletroluminescente. Colocaram estas camadas sob uma corrente eléctrica de cerca de um ampere e activaram algumas das moléculas de óxido de prata. Estas moléculas transformaram-se então em áreas não coloridas nesta camada. Quando os eléctrodos foram ligados a esta camada e a corrente alternada foi utilizada, uma linha fina de aglomerados de prata começou a propagar luz em cores que variavam consoante o tamanho dos aglomerados. O sistema funcionou à temperatura ambiente.

Se observar com atenção (Fig. 7), verá que estes feixes provêm de certas moléculas. São cintilantes e têm padrões de difusão bipolares.

Verá uma linha inimaginável e estreita de feixe de luz no centro da amostra.

Uma molécula na qual um único eletrão é isolado e carregado positivamente para gerar uma captura de electrões, quando um composto é reutilizado com um eletrão, ocorrerá a eletroluminescência; primeiro, um eletrão é separado de uma molécula e é gerada uma carga positiva. Em seguida, um eletrão é injetado numa posição diferente da mesma molécula. Devido à diferença de carga, este eletrão é absorvido e, quando a molécula e o eletrão se recombinam, é libertado um fotão.

Embora o eletrão seja evocado por corrente contínua (CC), o grupo da Geórgia verificou que a utilização de corrente alternada de alta frequência (CA) melhorava surpreendentemente a resposta.

Dixon e os seus colegas descobriram que a tensão CA de alta frequência - mais de

150 MHz - produz uma resposta 10.000 vezes maior. Dixon acredita que a tensão CA produz uma melhor resposta em moléculas individuais numa secção muito estreita da amostra. Normalmente, os materiais a granel não conseguem responder tão rapidamente à corrente alternada que possam melhorar significativamente o tamanho da eletroluminescência.

A corrente alternada na conversão da corrente eléctrica em luz é mais eficaz do que a corrente contínua porque injecta os electrões da corrente alternada precisamente em tempo real e minimiza a quantidade de dissipação de energia para a produção de calor. De um ponto de vista prático, isto aumenta a vida útil dos agregados emissores de luz e reduz a quantidade de fluxo necessária para produzir luz.

Sabemos que a carga é recombinada nas moléculas, porque se medirmos a corrente e o eletroluminescente ao mesmo tempo, os pontos de viragem coincidem. Este é um sistema material extraordinariamente interessante, não só por causa do eletroluminescente singular molecular, mas também por causa da ressonância que vemos em frequências muito altas.

Embora esta descoberta possa ter implicações importantes para os dispositivos de eletrónica ótica, concentramo-nos em reconhecer as dimensões fundamentais deste fenómeno, tais como a natureza da propagação, o processo de propagação, as diferentes escalas de tempo para as injecções de electrões, a injeção da cavidade e a reconstituição. Antes de começarmos a utilizar esta propriedade em instrumentos nanométricos ou em componentes electrónicos ópticos à escala nanométrica, temos de saber como controlá-la com precisão. É necessário um grande esforço de conceção para criar um dispositivo eletrónico ótico potente que seja útil e robusto.

A investigação eletroluminescente da Sense baseou-se na capacidade de armazenamento ótico numa fina camada de aglomerados de óxido de prata, previamente estudada por estes investigadores. Os investigadores forneceram um armazenamento ótico adicional através da escrita e leitura de amostras gravadas em camadas de nanopartículas de óxido de prata que foram activadas com uma determinada frequência ótica. Este trabalho está em curso e foram feitos progressos no sentido de sistemas de armazenamento ótico potentes [138-144].

### *Conversão de álcool em nanofibras de carbono*

Uma equipa de cientistas japoneses concebeu um método simples e barato para produzir nanofibras de carbono a partir de álcool metílico. Os cientistas da Universidade de Tukushima, do Centro de Tecnologia Industrial de Kushi e da Universidade de Tecnologia de Kushi utilizaram a deposição química de vapor (CVD) à pressão atmosférica para criar estas fibras sob substratos de silício revestidos a níquel.

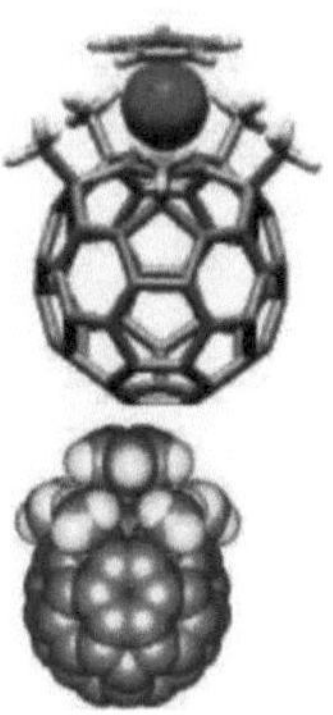

Nan Jiang, da Universidade de Tucson, afirmou que "este método ultra-simples é adequado para a produção industrial de nanofibras de carbono de baixo custo". Esperamos que as suas aplicações industriais possam ser alcançadas dentro de três a cinco anos. Os cientistas utilizaram equipamento de deposição de vapor químico com um simples fio quente para produzir nanofibras com um comprimento de 2 a 3 micrómetros e um diâmetro inferior a 100 nm.

O dispositivo SHFCVD existente nestes laboratórios foi utilizado pela primeira vez para depositar películas de diamante. Este dispositivo actua mais eficazmente na deposição de nanofibras de carbono em substratos catalíticos. E como os nanotubos e as nanofibras de carbono são materiais brilhantes, eles produzem-nos utilizando o método SHFCVD.

Os cientistas trabalharam com camadas de catalisador de níquel com espessuras de 10 a 200 nm e descobriram que a melhor taxa de crescimento das nanofibras de carbono ocorre num revestimento de níquel com 30 nm de espessura [145-152].

### *Bucky Ferrocenes*

Ichi Nakamura, professor de química na Universidade de Tóquio, e colegas, produziram moléculas híbridas combinando ferrocenos e fulerenos. Os ferrocenos e os fulerenos são dois grupos de moléculas que anteriormente eram considerados distintos, ou mesmo inexistentes.

O químico da Universidade de Tóquio, numa entrevista, descreveu a forma de produzir alguns gramas de moléculas de buckyferroceno.

No híbrido $C_{60}$, que é extremamente estável, o anel ciclopentadienilo coordenado com o ferro está separado do resto da molécula de $C_{60}$ por cinco carbonos SP3, cada um dos quais com um grupo metilo. Estes grupos metilo proporcionam um ambiente ecológico adequado para a criação de um pentágono e criam uma ligação de 6 electrões-II com os iões metálicos. Os vértices destes cinco grupos metílicos também achatam este pentágono, de modo a que as orbitais 2p deste pentágono e as orbitais do ferro se sobreponham melhor. A equipa de Nakamora conseguiu produzir o ferroceno híbrido $C_{70}$, que tem uma estabilidade relativamente menor, substituindo apenas três grupos metilo à volta do anel ciclopentadienilo.

A equipa japonesa produz o ferroceno híbrido $C_{60}$ num processo em duas fases; em primeiro lugar, o C60 é misturado com metilo para dar $C_{60}(CH_3)_5H$, 10 g e um rendimento de 95%. Este composto é aquecido até 180 ° C com $[FeCp\ (CO)_2]_2$ em benzonitrilo, produzindo buckyferroceno 52% puro. Uma síntese semelhante de $(CH_3)_3H$ produz um ferroceno híbrido $C_{70}$ com 31% de pureza.

Esta combinação híbrida não é apenas reversível, como o óxido de ferroceno, mas também é reversível, como o ferroceno, e até agora o ferroceno só podia ser oxidado, não regenerado. Este híbrido proporciona uma combinação única de propriedades oxidativas e regenerativas.

No entanto, estimativas feitas por outros investigadores sugerem que a instabilidade deste híbrido sem grupos de substituição torná-lo-ia muito mais difícil de sintetizar, mas Nakamora espera sintetizar o ferroceno à base de $C_{60}$ sem utilizar grupos metilo. Ele diz que seu grupo poderia construir buckyferroceno e outros ferrocenos metálicos, o que levaria a outras químicas no futuro. Acredita também que este método pode ser utilizado para construir estruturas de metaloceno, não só em fulerenos avançados, mas também na extremidade semiesférica dos nanotubos de carbono.

Nakamora e colegas mostraram que os derivados aniónicos do fulereno podem ser produzidos com auto-controlo no interior de pequenas cavidades. Prevê que, se estes buckyferrocenos forem derivados de grupos solúveis em água, podem ser estudados para a formação de cavidades oxidantes controladas que podem ser úteis para controlar a administração de fármacos ou outras substâncias.

Além disso, estas moléculas híbridas podem ser utilizadas como unidades de construção para a produção de outros tipos de nanoestruturas com propriedades fotónicas e electrónicas benéficas. Ian Meenus, professor de química na Universidade de Toronto, acredita que a síntese destes híbridos cria novas e excitantes oportunidades de investigação, e que estes materiais podem ter aplicações na ciência dos materiais. "São moléculas bonitas - uma visão inspiradora para todos os químicos", afirma [153-176].

### *Armazenamento de nanopartículas*

A Nano Magnetics alcançou um novo recorde de densidade superficial, películas magnéticas de nanopartículas. Muitos especialistas em gravação magnética acreditam que as películas de nanopartículas são um desenvolvimento de nível superficial no futuro e resultarão na produção de discos que podem armazenar 100 vezes mais do que os tipos actuais.

A empresa registou avanços significativos nos métodos de produção de tinta e de película magnética, o que resultou numa superfície de mais de 12 gigabits por polegada quadrada. Esta densidade é utilizada em substratos de vidro plano com qualidade normal de computadores (65 mm), sem a utilização de quaisquer canais electrónicos ou correção de erros, e aumentará a capacidade dos discos rígidos. Este progresso bateu o anterior recorde das películas de nanopartículas, 6 gigabits por polegada quadrada, que tinha sido anunciado pela empresa em junho deste ano. Além disso, a empresa aumentou a uniformidade das suas coberturas de película e conseguiu uma gravação muito compacta em mais de 60 por cento do espaço do disco.

A duplicação da densidade da superfície ao longo de apenas seis semanas demonstrou de forma dramática a capacidade desta equipa e o futuro promissor desta tecnologia. Afirmou o diretor executivo da empresa: "Esperamos que esta capacidade aumente pelo menos 25 gigabits por polegada quadrada até ao final deste ano e, recentemente, estamos a negociar a possibilidade de trabalhar com representantes da indústria".

A Nano Magnetics, uma empresa privada (com acções em crescimento) de capitais privados, concentrou a sua atenção na comercialização de nanomateriais e, em particular, no desenvolvimento de materiais magnéticos avançados para a indústria de armazenamento de informação, utilizando tecnologia baseada em proteínas (a invenção desta empresa). Estes materiais têm a capacidade de substituir a película magnética fina dos discos rígidos [177-193].

### Produção de materiais inteligentes

Um grupo de investigadores norte-americanos está a estudar um projeto denominado "Montagem Ativa de Materiais Dinâmicos Adaptáveis". O objetivo deste grupo é identificar e explorar as principais estratégias utilizadas nos sistemas vivos. Estas estratégias podem ser utilizadas para produzir materiais que podem ser montados em condições controladas.

Este projeto é patrocinado e financiado pelo programa Pioneer in Science,

Engineering and Technology através da Energy Science Foundation do Departamento de Energia dos EUA. Um dos investigadores afirmou: "Estamos a tentar quebrar a fronteira entre sistemas vivos e não vivos à escala nanométrica e estamos a tentar conceber materiais com as características das células vivas".

Os materiais sintéticos tendem a ter uma estrutura estável e não têm capacidade para se adaptarem às alterações ambientais. Em contrapartida, os sistemas vivos têm a capacidade de se repararem e recuperarem. No âmbito deste projeto, os investigadores estudam a forma de organizar dinamicamente e transportar ativamente os sistemas vivos e de os emular em novos materiais.

De acordo com o estudo, os materiais podem ser removidos de estruturas não dinâmicas para que possam ser montados e reconstruídos em resposta a estímulos externos. Esta consciencialização pode ser o início do aparecimento de uma nova geração de materiais inteligentes, dinâmicos e restauradores.

Numa primeira fase, estes investigadores pretendem utilizar ou melhorar os componentes-chave dos sistemas vivos e controlá-los em ambientes artificiais de micro-sílica.

Em particular, centrar-se-ão nas proteínas motoras que transferem células para células vivas como componentes activos em nanomateriais dinâmicos. A proteína que este grupo está a estudar chama-se Kinesin in. As proteínas motoras Kinesin in são uma das proteínas mais rápidas e mais eficazes. Um gene específico que codifica a proteína motora é isolado utilizando uma cadeia de ADN. Este gene é incorporado no lado não patogénico da bactéria Escherichia coli para isolar e purificar a proteína motora por cromatografia líquida.

Na Universidade de Kernel, juntamente com um grupo de investigação de proteínas de motor derivadas da enzima ATPase, Bekand utilizou nano misturadores de níquel numa solução para arranque. A máquina completa - incluindo um motor e um misturador numa base de níquel - era comparável em termos de tamanho a algumas partículas virais. "Os esforços realizados em relação a ambas as investigações permitirnos-ão compreender de forma aceitável o funcionamento das proteínas motoras e utilizá-las como instrumento para controlar a atividade das proteínas em sistemas sintéticos", afirma.

Embora tenha recolhido as proteínas do motor Xinxin no seu laboratório, é ainda necessário identificar as suas propriedades para compreender melhor a sua combinação e os seus movimentos. O investigador poderá efetuar análises biofísicas e bioquímicas das proteínas do motor até dois anos mais tarde. Esta análise dá-lhe uma visão da estrutura e da forma mecânica das enzimas das proteínas do motor. Estas enzimas são eficazes na conversão de energia química em energia mecânica.

Este investigador pode também planear geneticamente estas proteínas de forma a que sejam sustentáveis em sistemas sintéticos, bem como mecanismos de controlo de acções motoras como o início/fim, a recolha e a entrega de carga.

Este investigador salienta que, se ele e outros investigadores conseguirem reconhecer as características-chave utilizadas nos sistemas vivos, poderão compreender os conceitos básicos necessários para construir materiais e sistemas artificiais que podem pôr em perigo a sobrevivência e o desempenho dos sistemas biológicos existentes. Isto dá-nos a esperança de criar um ramo completamente novo na ciência dos materiais, no qual são produzidas nanoestruturas, cuja única limitação é a limitação do nosso pensamento.


### Quebrar as restrições de armazenamento

De tempos a tempos, os especialistas apresentam os últimos avanços em matéria de gravação magnética, como a produção de grãos magnéticos mais pequenos que armazenam poucos bits. Embora estas tácticas se deparem com limitações físicas, isso não significa que o armazenamento magnético da informação tenha chegado ao fim.

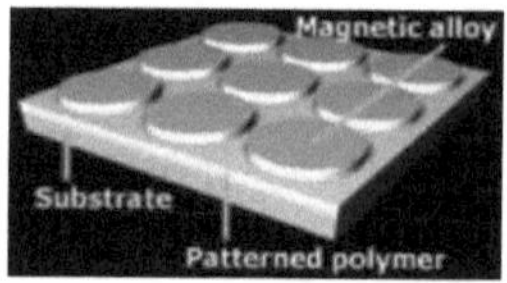

Investigadores das empresas IBM e GE (General Electric) estão a trabalhar numa conceção denominada "patterned media" para aumentar a densidade de dados nos discos rígidos. Podem aumentar a capacidade de armazenamento separando os grãos magnéticos do disco. Estes grãos estão localizados no disco como ilhas à escala nanométrica. Na tecnologia atual, são necessárias várias centenas de reservatórios magnéticos para armazenar um bit e, se os grãos forem muito pequenos e densos, perdem a sua orientação magnética. Mas quando as sementes estão fisicamente separadas (na ilha), um bit pode ser empilhado apenas num único grão, pelo que os bits podem ser localizados num espaço muito próximo. Um primeiro exemplo de um instrumento deste tipo está a ser preparado em 2004.

A IBM provou esta regra ao criar ilhas acima em ligas magnéticas através de um feixe de iões concentrado. A General Electric procura também aumentar a escala de um instrumento deste tipo, produzindo um polímero que pode ser revestido com uma rede de bases, cada uma das quais com 50 nm de área e 5 nm de altura, e é revestida com uma fina camada de ligas magnéticas.

Numa primeira fase, esta tecnologia pode fornecer discos com uma capacidade de armazenamento de 30 e 40 giga bytes por centímetro quadrado, o que representa 10 vezes a capacidade dos discos actuais. Esta tecnologia poderá também permitir armazenar mais de 150 gigabytes por centímetro quadrado. Assim, um disco rígido de computadores qualitativos com as dimensões actuais pode armazenar mais de um terabyte (1012 bytes) de dados.

As universidades e os laboratórios de outras empresas também estão à procura desta tecnologia de suportes padronizados. Mas os críticos afirmam que os investigadores não devem esperar uma tal capacidade antes de efectuarem experiências práticas. De acordo com um analista industrial, esta tecnologia é considerada um grande desenvolvimento nos métodos de armazenamento. No entanto, a entrada desta tecnologia no mercado prolongar-se-á até 2008 [194-201].

***A produção de material arbitrário para imitar a aranha***

Investigadores da Universidade da Califórnia, Los Angeles (UCLA) acreditam que o segredo para criar materiais mais fortes e melhores pode ser descoberto através da análise de uma fonte inacreditável chamada "Aranha".

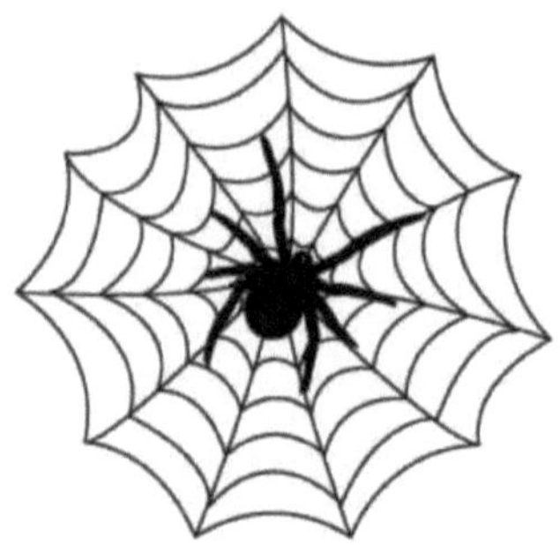

De acordo com Thomas Hahn, professor de mecânica e aeroespacial na Faculdade de Engenharia e Ciências Aplicadas da UCLA, e Frank Coeur, professor de engenharia de materiais na Universidade de Durkcule, os engenheiros podem, através da conceção de algumas das capacidades da teia de aranha, melhorar a conceção e o método de produção de materiais e aumentar muitas funções de produtos, desde raquetes de ténis a bombardeiros em série.

As aranhas de sputtering são uma combinação inigualável de força e dureza, o que significa que não só podem suportar objectos relativamente pesados, como também podem ser apanhadas sem se partirem. Os testes laboratoriais efectuados por Koe mostraram que a teia de aranha é muito resistente à corrosão e pode ser tecida no ar ou debaixo de água. A forma do fio, como a teia de aranha, e a sua natureza muito fina - 0,02 microns - englobam completamente diferentes benefícios. Normalmente, os materiais que podemos fabricar são muito resistentes, mas não são duros, ou são necessários materiais duros, mas sem resistência. A combinação destas duas características - o que a aranha faz - é o nosso problema.

Para tornar os nano-compósitos mais robustos e práticos, colocam nanopartículas no interior dos polímeros. Inicialmente, um polímero de base, tal como o material biológico utilizado pela aranha para a tecer, é adicionado a nanopartículas com propriedades especiais para adaptar os compósitos a diferentes situações.

A aranha tem a capacidade espantosa de alterar as características da teia em diferentes aplicações.

Por exemplo, Han utilizou nanoplaquetas de grafite para criar materiais mais electromagnéticos e de alta condutividade - uma propriedade importante para os aviões.

As aplicações espaciais, os satélites artificiais e os aviões em série requerem alta precisão, controlo de temperatura, controlo de dureza, estabilidade e absorção de ondas de radar. Embora esses materiais ainda sejam feitos de partículas micronizadas, a utilização de micronúcleos reduz a resistência. A utilização de nanopartículas sem dificuldade pode tornar possível acrescentar propriedades como as propriedades electromagnéticas aos materiais.

Um aspeto importante da teia de aranha é a forma do fio que a constitui. Enquanto a aranha é capaz de construir as suas bobinas sem qualquer problema, o ser humano precisa de utilizar processos como a cablagem eletrostática ou a "electrofiação" para criar fibras à escala nanométrica. A electrofiação é um processo eficiente para produzir fibras com um diâmetro inferior a 100 nm. É utilizada uma carga eléctrica para "limpar" o polímero líquido com um dispositivo em forma de agulha numa placa plana. As nanofibras resultantes têm um valor científico e comercial notável, porque estes materiais tecidos ultrafinos têm geralmente porosidade e elevada especificidade, bem como orifícios muito pequenos.

A vantagem deste tipo de fibra é que estas fibras podem criar estruturas que são altamente adaptáveis e flexíveis.

Em muitos casos, os nanómetros são melhores do que as fibras micrométricas, e as nanofibras têm mais níveis para trabalhar. Quando se tem um material longo e de diâmetro muito pequeno, há muitas superfícies e locais mais reactivos para reacções químicas [202-211].

## *A dependência da Condutividade Ótica das Nanopartículas*

As nanopartículas têm muitas propriedades que variam consoante o tamanho da partícula. Estas propriedades incluem o tamanho da banda, a constante de rede cristalina e o ponto de fusão. É agora possível estudar a dependência da condutividade ótica destas nanopartículas numa escala de tempo peculiar utilizando a espetroscopia termohistoquímica.

A espetroscopia de terraceamento utiliza a radiação do infravermelho distante para extrair informação no espetro eletromagnético entre as micro-ondas e o infravermelho. Tem milhares de utilizações, incluindo fotografia terrestre, análise genética não marcada e sensores químicos e biológicos. Este método é agora utilizado para medir a condutividade ótica de nanoestruturas semicondutoras. Num artigo publicado na revista Nano Letters, Matthew Byrd et al, da Universidade de Yale, relataram a primeira medição da mobilidade da cavidade eletrónica nas nanopartículas de cianeto de sílica (CdSe).

A condução das nanopartículas e dos pontos quânticos é geralmente medida ligando-lhes fios e injectando-lhes electrões a partir de uma fonte de energia direta. Estas medições forneceram muitas propriedades transitórias interessantes dos pontos quânticos, como o bloqueio de Coulomb e a escada de Coulomb, que derivam do fluxo de energia necessário para injetar electrões adicionais nas nanopartículas. No entanto, o que não é indicado nestas medições é a condutividade e o mecanismo de transferência de electrões e buracos no interior das próprias nanopartículas.

Byrd et al utilizaram a espetroscopia de terahertz para estudar o movimento dos electrões e dos buracos nas nanopartículas de silício-cádmio de um tamanho específico de 2,5 nm (que são altamente limitadas por excitões) até 25 nm, (os excitões estão em menos limitações). No entanto, espera-se que as nanopartículas aumentem o movimento livre médio dos electrões e dos buracos e, consequentemente, a quantidade de movimento devido à dispersão da superfície das nanopartículas. Além disso, deve haver uma forte dependência do tamanho, de modo que, ao diminuir o diâmetro das nanopartículas, o movimento dos electrões e buracos antes da desintegração diminui e, eventualmente, a quantidade de movimento diminui.

Byrd et al utilizaram para medir a dependência da condutividade ótica um impulso curto e visível para criar pares eletrão-buraco no interior das nanopartículas. Depois, após um pequeno atraso, utilizaram um impulso infravermelho distante de terahertz para investigar as alterações na capacidade de transcrição das nanopartículas de seleneto de cádmio. Verificou-se que a vida dos pares eletrão-buraco aumenta linearmente com o aumento do raio das nanopartículas (r). Isto sugere um transporte balístico dos portadores no interior das nanopartículas em vez de um transporte difusivo; a vida dos pares eletrão-cavidade é intruduzida num estado de filtração de segundo raio.

Além disso, estes investigadores, ao adaptarem os seus dados ao modelo de condutividade de Drude, conseguiram determinar a quantidade de mobilidade de electrões e buracos para cada uma das nanopartículas. Como previsto, o movimento em nanopartículas com diâmetros maiores que o raio do boro é influenciado pelo espalhamento médio de portadores livres. Por conseguinte, nas nanopartículas com diâmetros inferiores ao raio da bauxite, o eletrão muda completamente de posição e o conceito de transporte de portadores no interior das nanopartículas não faz sentido. Verificou-se que a quantidade de movimento nas nanopartículas é proporcional à quarta potência do raio. A informação obtida com este estudo sugere que a espetroscopia terahertyscopic é um método adequado para avaliar a dinâmica dos portadores noutros sistemas fechados [212217].

### *Entropia à escala nanométrica*

As forças inibidoras - as interacções entrópicas que absorvem as suas partículas coloidais - podem criar um binário num bastão nanométrico, que o orienta numa determinada direção junto a uma parede. À escala molecular e nanométrica, se um objeto semelhante a um bastão estiver próximo das paredes, rodará sob a influência de uma entropia. Esta conclusão é o resultado de uma equipa de cientistas alemães que argumentou que a "força inibidora" que actua sobre as partículas coloidais não só produz uma força gravitacional, como também gera um binário dirigido.

Por exemplo, considere-se um bastão nanométrico suspenso numa solução e próximo da parede do recipiente. À medida que esta barra se aproxima da parede, a sua capacidade de roda livre diminui e, em vez disso, fica mais presa numa determinada direção do que a parede. Se as flutuações térmicas do rotor forem ignoradas nesta direção específica, é necessário repor o estado inicial de um binário.

Roland Ruth do Instituto Max-Planck em Estugarda, Alemanha, e colegas acreditam que este binário entrópico pode ser eficaz em sistemas biológicos nas interacções entre uma proteína e o substrato a que está ligada. A ligação da proteína ao substrato actua como uma espécie de fechadura e chave, em que o substrato está completamente bloqueado no orifício de bloqueio como uma proteína. Mas para que este fecho aconteça, o substrato tem de estar na posição correcta. Será que o orifício da proteína pode ser concebido de forma a proporcionar a melhor direção para o substrato, de modo a que este seja influenciado por forças tropicais e, assim, a probabilidade de uma boa adaptação seja maximizada?

Estas questões podem ser tidas em conta na criação de nanodispositivos com fixadores de funcionamento livre. Por exemplo, se um binário antrópico alterar a orientação e o desvio direcional de um nanotubo de carbono, será difícil colocá-lo dentro de um orifício.

As forças inibidoras resultantes da alteração do "espaço livre" disponível para pequenas partículas (por exemplo, moléculas de solvente) estão mais próximas umas das outras quando duas partículas maiores (por exemplo, partículas coloidais) se aproximam. Com base na repulsão entre os núcleos centrais das partículas, existe um espaço próximo da superfície das partículas coloidais regionais que impede a acumulação de partículas de solvente. No entanto, se duas partículas coloidais entrarem em contacto uma com a outra, as suas zonas de encravamento coincidirão e, por conseguinte, o espaço acessível para as partículas de solvente e a entropia aumentarão, o que atrairá a atenção das partículas maiores.

Uma vez que este efeito é apenas um efeito antrópico, as forças gravitacionais só provam existir em sistemas com núcleos em que não existem forças gravitacionais naturais (como a força de van der Waals) entre as partículas.As forças inibitórias podem controlar o comportamento difuso dos colóides. Por exemplo, ao aumentar a concentração de partículas coloidais numa suspensão, estas forças causam uma separação difusa nas misturas coloidais ou provocam a deslocação de fases mais densas. Parece que as forças inibitórias estão presentes nos sistemas biológicos (embora esse comportamento possa ser mais complexo numa solução completamente estrutural, como a água).

Devido à força inibidora, a melhor posição de um varão sólido em contacto com uma parede é quando o varão está posicionado paralelamente a essa parede e tem o maior nível de colisão com a parede. Mas Root et al afirmam que a aproximação à parede é muito mais complicada do que isso, porque, no caso de rotação do varão, a força de restrição altera-se de forma delicada.

Na situação face a face, é possível esperar que esta haste esteja próxima da parede em paralelo. De facto, estes investigadores utilizaram a Teoria do Funcional da Densidade - um método para encontrar a energia mínima com base em forças intrínsecas - para descobrir que o potencial inibitório neste caso tem um valor mínimo.

Mas há outros valores quando o varão está completamente fora da parede. Estes valores podem ser determinados através da análise das variações do binário do varão relativamente aos seus ângulos com a parede. No caso do mínimo potencial, este binário é nulo e o declive da sua variação em relação ao aumento do ângulo é negativo. Por outras palavras, existe uma espécie de restaurador que mantém o varão numa determinada direção, quando o varão está afastado da parede, estes valores ocorrem em ângulos nulos a ângulos muito baixos (relativamente ao paralelo). Estes investigadores descobriram que a sua modelação computacional de um tal sistema é totalmente consistente com os cálculos efectuados utilizando a teoria da densidade funcional.

À medida que a haste se aproxima da parede, as barreiras potenciais ao seu deslocamento aumentam, uma vez que a viga se aproxima da parede numa destas direcções não invasivas, embora seja geralmente o estado mais estável na paralela, pelo que os investigadores afirmam que a haste se aproximará da parede de uma determinada forma. Assim, numa primeira fase, uma das extremidades bate na parede e, depois disso, a vareta roda gradualmente para sair da paralela. No entanto, a posição do bastão não é determinada ao acaso, uma vez que existem algumas direcções prévias. Um engenheiro de nanotecnologia inteligente pode considerar a exploração desta propriedade [218225].

### *Invenção do detetor de infravermelhos de nanotubos de carbono*

Foi inventada uma deteção para visualizar os fotões de infravermelhos. Este dispositivo inclui um ânodo, um cátodo e uma corrente unidirecional para aplicar um campo elétrico entre o ânodo e o cátodo; o cátodo contém um certo número de nanotubos de carbono e instrumentos para a ligação eletrónica dos nanotubos. À medida que as fotocélulas são absorvidas pelos nanotubos, são criados fotoelectrões.

Um elétrodo de porta é inserido entre o ânodo e o cátodo e controla a passagem de fotoelectrões. Um analisador pulsado separa os fotoelectrões dos electrões criados pela emissão dos nanotubos e mede os fotoelectrões [30-34, 226-228].

### *Invenção de aumento da transferência de calor com nanopó*

Foi inventado um tipo de nano pó para adicionar ao meio de transferência de calor. Este pó contém ligas ou misturas de cobre, berílio, titânio, níquel, ferro e carbono. A superfície deste pó é modificada pela composição da superfície ou pela absorção física de um produto químico. Quando este material aditivo é misturado com um meio de transferência de calor, cria uma dispersão coloidal que melhora a transferência de calor e a condutividade térmica, estabiliza a composição química e acelera a taxa de transferência de calor; estes factores são úteis para a maioria dos sistemas de transferência de calor.

Este aditivo é um pó que contém um grupo de metais, óxidos metálicos, ligas e suas misturas. A dimensão média das partículas deste pó situa-se entre 1 e 100 nanómetros. As partículas de pó são revestidas com uma camada que contém pelo menos um agente químico entre os seguintes factores: inibidores de corrosão orgânicos ou minerais, copolímeros de oxicileno e polipropileno e suas misturas [229-238].

### *O que é uma montagem molecular?*

Os primeiros processos de produção de manufatura formaram-se no final da Idade Média, na Europa, em finais de 1500. Esta produção inclui o fabrico sistemático de objectos em materiais feitos à mão ou em máquinas, juntamente com a divisão do trabalho. Depois, a invenção da máquina a vapor, no século XVIII, criou máquinas móveis, que eram accionadas pela força imposta por esses motores. A manufatura transformou-se em fábrica e, assim, a imagem da terra foi completamente transformada nos duzentos anos seguintes. Atualmente, a nanotecnologia diz respeito à montagem molecular, um tipo de fabrico miniaturizado, e pode basicamente tornar o mundo mais inovador, com melhor eficiência, e o resultado não só pode acabar com a dependência de matérias-primas naturais, como também pode completar o desenvolvimento industrial. Como Daniel Belle demonstrou, a comunidade industrial foi essencialmente a era da energia da civilização humana, e foi utilizada para produzir máquinas em movimento com energias controladas. Consequentemente, a nanotecnologia pode completar com sucesso o resto da produção agrícola e industrial, não só resolvendo o problema da energia, mas também acrescentando inteligência aos objectos destas civilizações humanas. Em suma, pode ajudar todas as actividades de produção que se encontram em métodos de produção pré-industriais a alcançar uma produção inteligente pós-industrial, tal como os programas informáticos inteligentes são atualmente utilizados nos produtos de alta tecnologia. Ou seja, após o desenvolvimento da Nenothek, esses produtos inteligentes serão utilizados em todas as actividades produtivas.

Os produtos podem ir do computador ao vestuário, das obras de arte aos alimentos cozinhados. Os produtos maiores, como mobiliário, carros e até casas, podem ser construídos de forma modular ou através da construção de montadores maiores. O que é realmente importante é o montador que pode criar a sua própria cópia. O custo adicional para construir qualquer produto físico, incluindo o seu próprio montador de custos, seria de alguns cêntimos por libra, basicamente o preço da matéria-prima. É claro que o verdadeiro custo é o valor da informação que descreve cada produto, ou seja, o software que controla o processo de montagem. Consequentemente, tudo o que é valioso no mundo, incluindo o próprio objeto físico, provém essencialmente da informação. Não estamos longe de tal situação hoje, porque o "conteúdo" dos produtos tangencia rapidamente uma linha de valor assintótica a 100%. "As expressões acima são a essência do que é importante para o mundo no paradigma Nanotec. Se Newton descreveu as leis do movimento e, posteriormente, Laplace argumentou que, se tivéssemos as condições primitivas do universo, com o conhecimento das regras newtonianas, poderíamos prever o mundo a qualquer momento. Também vemos aqui que a ciência descreveu a construção de objectos nos últimos 300 anos, o que significa que, como Kurzweil referiu na palestra de 1959 do famoso físico Feynman, ele acabou por articular toda a natureza Novo "Átomo a Átomo".

### *Porque é que a Inovação Artificial é importante?*

Qual é a importância de fazer água a partir de dois átomos de hidrogénio e um átomo de oxigénio? Para fazer moléculas de água desta forma, é como um conjunto produtivo, e pode ser feito triliões e triliões de vezes, ou seja, um anjo apontando para Feynman, o átomo atómico pode ser "manobrado" no átomo, e como resultado, os materiais podem ser usados para produzir as propriedades desejadas. Principalmente, nos casos em que há escassez ou riscos ambientais, por exemplo, na atual indústria petrolífera, cuja dependência dos combustíveis fósseis é letal por natureza, a Nenoteca pode fornecer uma alternativa limpa a uma escala economicamente eficiente. Além disso, esses processos artificiais da Nanotecnologia podem evitar muitos erros que estão no processo natural, assim como o computador erra menos do que o ser humano para processar os dados. Isto é importante nos processos biológicos, quando doenças como o cancro são o resultado de erros na função das células em processos normais. Todos estes avanços são também susceptíveis de criar perigos e problemas? Claro que sim! Kurzweil dá um bom exemplo das redes de computadores e dos vírus que circulam por essas redes, e salienta que hoje não estamos preparados para descartar o computador e a internet por causa do vírus, e que em vez de voltar atrás, vamos criar uma defesa contra o vírus. É claro que a principal crítica dos críticos, como Smalley, não é um perigo. Perigos como os mecanismos de auto-replicação e de auto-construção. Porque, como todos sabemos, os sistemas auto-replicantes da natureza, como as células humanas, apresentam frequentemente o problema das cópias falsas, que são a causa de doenças como o cancro. E não só o cancro, mas todo o processo de corrosão e doenças como a doença de Alzheimer são o resultado dos erros das células autoconstruídas na natureza. Por conseguinte, o controlo dos sistemas de auto-montagem artificial pode mesmo ser utilizado para resolver esses problemas. Por outras palavras, os perigos acima referidos não são a principal crítica de Smalley. O seu argumento, tal como Dreyfus e os seus debates sobre o xadrez, está no início do conhecimento da IA, ou seja, argumentam que é impossível montar a molécula, referindo-se a questões como os dedos gordos em Nenothek, o que significa essencialmente que a peça de mão utilizada para ligar os átomos, quando entramos em quantidades quânticas, não nos podemos mover livremente devido aos efeitos quânticos de indeterminação. Mas, como Corzwill também mostra, os tamanhos nanotecnológicos são maiores do que os tamanhos quânticos em que estes determinantes significam, e mesmo que tais factores entrem e causem problemas, são questões a resolver, não a desencorajar Nota não possível [184-208].

*Elevada superfície de contacto elétrodo-eletrólito*

A superfície de armazenamento de lítio desempenha um papel importante na capacidade final dos nanoelectrodos. Além disso, tal como na maioria dos materiais anódicos, a superfície de contacto elétrodo-eletrólito pode levar a uma alteração da capacidade de corrente de carga e de descarga elevada, o que é descrito por dois factores:

Em primeiro lugar, a pequena dimensão das partículas, ou seja, o curto comprimento de transmissão, permite a penetração total do lítio em menos tempo, ou, por outras palavras, permite taxas de corrente mais elevadas para carregar ou descarregar. Por outro lado, o armazenamento de lítio na superfície depende apenas da área da superfície, e não do tempo de penetração; por conseguinte, a superfície de contacto do eletrólito é útil para operar a taxas de corrente elevadas.

Em segundo lugar, ao utilizar nano-electrões, a densidade do material ativo pode ser grandemente reduzida devido ao elevado nível de contacto. Os nanoeléctrodos podem reter cerca de 85% da capacidade total à taxa de velocidade da corrente necessária para carregar ou esvaziar a capacidade da bateria numa hora. Para além da elevada capacidade específica, foi observado um desempenho muito rápido para os nanoeletrodos de TiO2 rutilo, o que também se aplica ao titanato de lítio espinélio (Li4Ti5O12). O Li4Ti5O12 resulta numa estabilidade extremamente cíclica durante o processo de extração - a adição de um ânodo altamente ativo. No entanto, a sua natureza semi-condutora mostra que as suas funções de carga e descarga são mais fracas na corrente elevada do que a massa do material.

A dependência da capacidade de armazenamento de lítio e do desempenho rápido dos eléctrodos de TiO2 anatase em relação ao tamanho das partículas foi investigada e verificou-se que, ao reduzir o tamanho das partículas do elétrodo de anatase, as placas de extração de iões de lítio eram atrasadas a altas velocidades de corrente. Este caso conduz ao funcionamento correto e estável do ciclo carga-descarga em nanofios de TiO2, anatase, mesmo a altas velocidades de corrente [239-261].

*Caminho de transmissão curto*

De um modo geral, o processo de carga-descarga envolve uma reação de oxidação-reanimação em que a transferência de iões de lítio e de electrões, especialmente no caso de carga ou descarga rápida, desempenha um papel importante. Os materiais nanoestruturados podem encurtar o caminho do transporte de iões e electrões. Em contraste, os eléctrodos de baterias comerciais são frequentemente micronizados, por exemplo, pós que incluem partículas micronizadas com uma área de superfície específica baixa. Em termos de penetração, estes materiais micronizados não são adequados para processos de carga-descarga rápidos devido ao longo caminho de transporte de iões de lítio e ao baixo contacto entre o elétrodo e o eletrólito.

A penetração dos iões de lítio devido à natureza da fase electrolítica, à interface líquido-sólido e à curvatura da trajetória de penetração é um fenómeno complexo e é necessário considerar a dimensão das partículas. Se considerarmos apenas todo o processo e assumirmos que o coeficiente de penetração depende apenas destes factores, podemos determinar o comprimento de penetração utilizando a relação em que D e T são, respetivamente, o coeficiente de penetração e o tempo. A capacidade específica da bateria (Q) é obtida pela relação Q = IT, sendo I a densidade da corrente de carga-descarga na unidade A / Kg ou Ma / g. Em capacidade constante, o aumento de I leva a uma rápida diminuição (T). Por conseguinte, a capacidade específica efectiva depende da relação de volume (r3- (r-L) 3) / r3, em que r é o raio da partícula ativa. Para atingir a capacidade específica máxima, o comprimento de penetração necessário (L) deve ser superior a (r). As partículas de tamanho r2 devem ter cerca de dois nanómetros. Isto sugere que os materiais de eléctrodos nanoestruturados são essenciais para a conversão e armazenamento de energia e potência.

O mesmo se aplica aos materiais activos e porosos de TiO2. O TiO2 poroso é uma mesoestrutura hexagonal que contém orifícios monótonos com quatro a cinco nanómetros de diâmetro de cetonas de cristais de TiO2 anatasenano que apresenta uma capacidade específica de até 260 mah2 / g numa densidade de corrente elevada de 10 m2 /g. Resultados semelhantes foram observados para anatasenanocristais de TiO2 com um diâmetro de seis nm.

Para melhorar a função de carga-descarga a taxas de corrente elevadas, o percurso de transporte de electrões deve ser o mais curto possível. Frequentemente, o negro de fumo era utilizado como material condutor nas baterias de lítio. Mas havia problemas como o contacto com a superfície, a contaminação da superfície, etc., no processo de mistura mecânica de materiais condutores helicoidais e de materiais de eléctrodos activos, pelo que a redução da resistência através do encurtamento da via de transporte de electrões no processo de carga-descarga está ainda pendente. Foram desenvolvidos e comunicados alguns métodos de síntese química para a síntese direta de substâncias activas, como V2O5, TiO2 e MnO, em carbono de fuligem de acetileno. Tarascon et al foram os primeiros a demonstrar que os eléctrodos negativos, incluindo NiO, FeO, ou CoO, têm uma capacidade específica elevada de até 700 a uma taxa de carga/descarga baixa, no entanto, a utilização de material sintético de micro-nano escala com núcleo e concha mostra uma capacidade específica muito semelhante, mesmo a uma taxa de carga/descarga muito elevada.

As capacidades específicas foram obtidas em cerca de 695 mah / g em 10 A / g e 780 mah / g em 13, respetivamente, usando materiais activos Ni- NiO e Ni- Fe2O3 shell-core, respetivamente. Nos materiais activos Nano / microestrutura shell-core, o diâmetro do fio de níquel é muito fino. Por conseguinte, os fios e condutores de nanotubos com um diâmetro de vários nm a várias dezenas de nanómetros são mais adequados para a transferência de electrões como núcleo. Os nanotubos activos de nanocristais sintetizados em nanotubos de carbono também foram investigados para baterias de lítio de alta velocidade e mostraram um melhor comportamento de carga e descarga a altas densidades de corrente.

No entanto, a síntese de materiais activos nanoestruturados em nanotubos e nanofios condutores continua a ser um dos domínios de investigação mais promissores [245-257, 259, 262-268].

### *Eléctrodos nanoestruturados para um desempenho cíclico estável*

Os eléctrodos nanoestruturados têm uma boa estabilidade de ciclo, juntamente com um bom desempenho a taxas de corrente elevadas.

A redução da capacidade das baterias de lítio durante os ciclos de carga e descarga deve-se geralmente à grande quantidade de contração e expansão devido aos processos de extração - a adição de lítio ou o lítio na bateria. Por exemplo, o Si é o elétrodo negativo das baterias de lítio com a maior capacidade teórica de 4200. No entanto, a sua utilização comercial é limitada por alterações significativas de volume durante o processo. Os eléctrodos nanoestruturados podem eliminar a expansão e a contração do volume, o que pode estabilizar o ciclo de vida da bateria.

Acredita-se que o papel do elétrodo compósito nanoestruturado na redução das alterações de volume de Si durante os processos de carga e descarga se deve à capacidade e estabilidade destas baterias [269-273].

# Referência:

1. Fisher E, Mahajan RL. Intenção contraditória? US federal legislation on integrating societal concerns into nanotechnology research and development. Science and Public Policy. 2006 33:5-16.

2. Iniciativa NN. Iniciativa Nacional para as Nanotecnologias: Orçamento e destaques do exercício de 2008. Quadros. 2008 1:3.

3. Brown JS, Duguid P. A response to Bill Joy and the doom-and-gloom technofuturists. Technology and the Future. 2001:318-22.

4. Edwards S. The Nanotech Pioneers-Where Are They Taking Us? environmental science and pollution research international. 2006 13:144.

5. Smalley RE. Of chemistry, love and nanobots. 2001.

6. Drexler K, Forrest D, Freitas Jr R, Hall J, Jacobstein N, McKendree T, et al. A Debate about Assemblers. Instituto de Fabrico Molecular. 2001.

7. Spencer JH, Nesbitt JM, Trewhitt H, Kashtiban RJ, Bell G, Ivanov VG, et al. Espectroscopia Raman de transições ópticas e energias vibracionais de nanofios extremos de HgTe de ~ 1 nm em nanotubos de carbono de parede simples. ACS nano. 2014 8:904452.

8. Liu M, Jin P, Xu Z, Hanaor DA, Gan Y, Chen C. Modelação bidimensional da oxidação auto-limitada em nanofios de silício e tungsténio. Theoretical and Applied Mechanics Letters. 2016 6:195-9.

9. Zhang H, Tersoff J, Xu S, Chen H, Zhang Q, Zhang K, et al. Approaching the ideal elastic strain limit in silicon nanowires. Science advances. 2016 2:e1501382.

10. Yin X, Wu J, Li P, Shi M, Yang H. Abordagem de auto-aquecimento para a produção rápida de nanoestruturas metálicas uniformes. ChemNanoMat. 2016 2:37-41.

11. Holmes JD, Johnston KP, Doty RC, Korgel BA. Control of thickness and orientation of solution-grown silicon nanowires. Science. 2000 287:1471-3.

12. Heitsch AT, Akhavan VA, Korgel BA. Rapid SFLS synthesis of Si nanowires using Trisilane with in situ alkyl-amine passivation. Chemistry of Materials. 2011 23:2697-9.

13. Hanrath T, Korgel BA. Síntese supercrítica fluido-líquido-sólido (SFLS) de nanofios de Si e Ge semeados por nanocristais metálicos coloidais. Advanced Materials. 2003 15:437-40.

14. Rackauskas S, Nasibulin AG, Jiang H, Tian Y, Kleshch VI, Sainio J, et al. Um novo método para a síntese de nanofios de óxido metálico. Nanotechnology. 2009 20:165603.

15. Sears G. A growth mechanism for mercury whiskers. Ata metallurgica. 1955 3:361-6.

16. Frank F. The influence of dislocations on crystal growth. Discussões da Sociedade Faraday. 1949 5:48-54.

17. Burton W-K, Cabrera N, Frank F. The growth of crystals and the equilibrium structure of their surfaces. Philosophical Transactions of the Royal Society of London A: Mathematical, Physical and Engineering Sciences. 1951 243:299-358.

18. Morin SA, Bierman MJ, Tong J, Jin S. Mechanism and kinetics of spontaneous nanotube growth driven by screw dislocations. Science. 2010 328:476-80.

19. Wang X, Li Q, Xie J, Jin Z, Wang J, Li Y, et al. Fabrication of ultralong and electrically uniform single-walled carbon nanotubes on clean substrates. Nano letters. 2009 9:3137-41.

20. Misewich J, Martel R, Avouris P, Tsang J, Heinze S, Tersoff J. Electrically induced optical emission from a carbon nanotube FET. Science. 2003 300:783-6.

21. Chen J, Perebeinos V, Freitag M, Tsang J, Fu Q, Liu J, et al. Bright infrared

emission from electrically induced excitons in carbon nanotubes. Science. 2005 310:1171-4.

22. Freitag M, Martin Y, Misewich J, Martel R, Avouris P. Photoconductivity of single carbon nanotubes. Nano letters. 2003 3:1067-71.

23. Itkis ME, Borondics F, Yu A, Haddon RC. Bolometric infrared photoresponse of suspended single-walled carbon nanotube films. Science. 2006 312:413-6.

24. Star A, Lu Y, Bradley K, Gruner G. Nanotube optoelectronic memory devices. Nano Letters. 2004 4:1587-91.

25. Makarova T, Palacio F. Carbon based magnetism: an overview of the magnetism of metal free carbon-based compounds and materials: Elsevier; 2006.

26. Pop E, Mann D, Wang Q, Goodson K, Dai H. Thermal conductance of an single-wall carbon nanotube individual above room temperature (Condutância térmica de um nanotubo de carbono de parede simples individual acima da temperatura ambiente). Nano letters. 2006 6:96-100.

27. Sinha S, Barjami S, Iannacchione G, Schwab A, Muench G. Off-axis thermal properties of carbon nanotube films. Journal of Nanoparticle Research. 2005 7:651-7.

28. Koziol KK, Janas D, Brown E, Hao L. Thermal properties of continuously spun carbon nanotube fibres. Physica E: Low-dimensional Systems and Nanostructures. 2017 88:104-8.

29. Thostenson ET, Li C, Chou T-W. Nanocomposites in context. Composites Science and Technology. 2005 65:491-516.

30. Mingo N, Stewart DA, Broido DA, Srivastava D. Phononon transmission through defects in carbon nanotubes from first principles. Physical Review B. 2008 77:033418.

31. Wender B. LCA e inovação responsável da nanotecnologia: Arizona State University; 2013.

32. Schulz MJ, Shanov VN, Yun Y. Nanomedicine design of particles, sensors, motors, implants, robots, and devices: artech house; 2009.

33. Takeuchi K, Hayashi T, Kim Y, Fujisawa K. O estado da arte da ciência e das aplicações dos nanotubos de carbono. Наносистемы: физика, химия, математика. 2014 5.

34. Divyashree A, Reddy GC, Shoba B. Design, Implement and Develop CNT-Metal Composite PCB Wiring Using a Metal 3D Printer.

35. Morris PR. A history of the world semiconductor industry (Uma história da indústria mundial de semicondutores): IET; 1990.

36. Paul RP, Rathod GB, Bareja M, Maru P. Performance Comparision of Single & 3-0 Controlled and Uncontrolled Rectifier Using Matlab-Simulink. Jornal Internacional de Ciência da Computação e Tecnologias da Informação. 2014 5:2107-11.

37. Kimbark EW. Direct current transmission: John Wiley & Sons; 1971.

38. Mandal S, Giri SK. Comparação de antenas para recolha de energia de radiofrequência na gama de 0,2-2,4 GHz. Tecnologia eletrónica e informática (ICECT), 2011 3rd International Conference on: IEEE; 2011, p. 93-7.

39. Mansell A, Shen J. Pulse converters in traction applications (conversores de impulsos em aplicações de tração). Power Engineering Journal. 1994 8:183-7.

40. Carpenter GW. Retificador de líquido. Google Patents; 1928.

41. Rosenberg N, Nelson RR. American universities and technical advance in industry. Research policy. 1994 23:323-48.

42. Sood VK. HVDC and FACTS controllers: applications of static converters in power systems: Springer Science & Business Media; 2006.

43. Friedman JR, Sarachik MP. Single-molecule nanomagnets. 2010.

44. Ujihara M, Carman G, Lee D. Dispositivo de recolha de energia térmica utilizando materiais ferromagnéticos. Applied Physics Letters. 2007 91:093508.

45. Foldeaki M, Chahine R, Bose T. Magnetic measurements: A powerful tool in magnetic refrigerator design. Journal of applied physics. 1995 77:3528-37.

46.    Hallak Fe. Magnetic anisotropy of molecular nanomagnets. 2009.

47. Della Torre E, Bennett LH, Watson R. Extensão da lei de Bloch T 3/2 a nanoestruturas magnéticas: Condensação de Bose-Einstein. Physical review letters. 2005 94:147210.

48. Das B, Balamurugan B, Kumar P, Skomski R, Shah V, Shield JE, et al. ${\rm HfCo} _ {7} $-Based Rare-Earth-Free Permanent-Magnet Alloys. IEEE Transactions on Magnetics. 2013 49:3330-3.

49. Kojima S, Kojima K, Mitani S. Liga magnética permanente de Mn-Al-C. Google Patents; 1979.

50. Cardarelli F. Materials handbook: a concise desktop reference: Springer Science & Business Media; 2008.

51. Woltjer L. Um teorema sobre campos magnéticos sem forças. Actas da Academia Nacional de Ciências. 1958 44:489-91.

52. Barnes C, Sturrock P. Force-free magnetic-field structures and their role in solar activity. The Astrophysical Journal. 1972 174:659.

53. Vokoun D, Beleggia M, Heller L, Sittner P. Magnetostatic interactions and forces between cylindrical permanent magnets. Journal of Magnetism and Magnetic Materials. 2009 321:3758-63.

54. Saladin K. Anatomia e fisiologia: A unidade da forma e da função. 2007. Ohio: McGraw-Hill.

55. Imai Y, Aihara A, Ohkubo T, Nagai K, Tsuji I, Minami N, et al. Factores que afectam a variabilidade da pressão arterial. American journal of hypertension. 1997

10:1281-9.

56.  Beers MH, Fletcher AJ, Jones T, Porter R, Berkwitz M, Kaplan J. The Merck manual of medical information: Pocket Books; 2003.

57.  Gidaspow D. Multiphase flow and fluidization: continuum and kinetic theory descriptions: Academic press; 1994.

58.  "Bem-vindo à Engenharia de Nanotecnologia na UW". Departamento de Engenharia de Nanotecnologia. Recuperado em 2008-10-07.

59.  "NanoEngenharia na Universidade de Duisburg-Essen".

60.  "Wayne State University Nanoengineering Certificate Progra

61.  Bakshi V. EUV sources for lithography: SPIE press; 2006.

62.  Sundrani D, Darling S, Sibener S. Hierarchical assembly and compliance of aligned nanoscale polymer cylinders in confinement. Langmuir. 2004 20:5091-9.

63.  Oates TW, Keller A, Facsko S, Mucklich A. Aligned silver nanoparticles on rippled silicon templates exhibiting anisotropic plasmon absorption. Plasmonics. 2007 2:47-50.

64.  Nedev S, Urban AS, Lutich AA, Feldmann J. Optical force stamping lithography. Nano letters. 2011 11:5066-70.

65.  Hatzor-De Picciotto A, Wissner-Gross A, Lavallee G, Weiss P. Arrays of Cu2+-complexed organic clusters grown on gold nano dots. Journal of Experimental Nanoscience. 2007 2:3-11.

66.  Parikh D, Craver B, Nounu HN, Fong F-O, Wolfe JC. Nanoscale pattern definition on nonplanar surfaces using ion beam proximity lithography and conformal plasma-deposited resist. Journal of microelectromechanical systems. 2008 17:735-40.

67. DeHaan S. NEMS-emerging products and applications of nanoelectromechanical systems. Nanotechnol Percep: Rev Ultraprecis Eng

Nanotechnol. 2006 2:267-75.

68.  Neisser M, Wurm S. ITRS lithography roadmap: Desafios de 2015. Advanced Optical Technologies. 2015 4:235-40.

69.  Tao Y, Boss J, Moores B, Degen C. Ressonadores nanomecânicos de diamante monocristalino com factores de qualidade superiores a um milhão. arXiv preprint arXiv:12121347. 2012.

70.  Tao Y, Degen C. Facile Fabrication of Single-Crystal-Diamond Nanostructures with Ultrahigh Aspect Ratio (fabrico fácil de nanoestruturas de diamante de cristal único com rácio de aspeto ultraelevado). Materiais avançados. 2013 25:3962-7.

71.  Bunch JS, Van Der Zande AM, Verbridge SS, Frank IW, Tanenbaum DM, Parpia JM, et al. Electromechanical resonators from graphene sheets. Science. 2007 315:490-3.

72.  Kis A, Zettl A. Nanomechanics of carbon nanotubes (Nanomecânica dos nanotubos de carbono). Philosophical Transactions of the Royal Society of London A: Mathematical, Physical and Engineering Sciences. 2008 366:1591-611.

73.  Hermann S, Ecke R, Schulz S, Gessner T. Controlling the formation of nanoparticles for definite growth of carbon nanotubes for interconnect applications. Microelectronic Engineering. 2008 85:1979-83.

74.  Tans SJ, Verschueren AR, Dekker C. Room-temperature transistor based on a single carbon nanotube. Nature. 1998 393:49.

75.  Lee B, Park S-Y, Kim H-C, Cho K, Vogel EM, Kim MJ, et al. Camada dieléctrica conformal de Al 2 O 3 depositada por deposição de camada atómica para nanoelectrónica baseada em grafeno. Applied Physics Letters. 2008 92:203102.

76.     Pupin M. A Lista de Informações - Eletromecânica.

77.  Szolc T, Konowrocki R, Michajlow M, Prcgowska A. An investigation of the dynamic electromechanical coupling effects in machine drive systems driven by

asynchronous motors. Sistemas Mecânicos e Processamento de Sinais. 2014 49:118-34.

78. Konowrocki R, Szolc T, Pochanke A, Prcgowska A. Influência do controlo do motor de passo e dos modelos de fricção no posicionamento preciso de um sistema mecânico complexo. Mechanical Systems and Signal Processing. 2016 70:397-413.

79. Rothenberg M. The history of science in the United States: An encyclopedia: Taylor & Francis; 2001.

80. Calculadora CI. Gabinete de Estatísticas do Trabalho, Departamento do Trabalho dos EUA. 2010.

81. FRICK DJ. Técnicas físicas; 1861.

82. Ogilvie MB. Robert Chambers and the nebular hypothesis. The British Journal for the History of Science. 1975 8:214-32.

83. Thompson SP. Lições elementares de eletricidade e magnetismo: Macmillan; 1921.

84. Ronalds BF. Sir Francis Ronalds: Pai do telégrafo elétrico: World Scientific; 2016.

85. Angell J. Elements of Magnetism and Electricity: With Practical Instructions for the Performance of Experiments, and the Construction of Cheap Apparatus: GP Putnam's Sons; 1893.

86. "Como fazer um retificador eletrolítico". Chestofbooks.com. Recuperado em 201203-15.

87. Stephenson C, Hubler A. Stability and conductivity of self assembled wires in a transverse electric field (Estabilidade e condutividade de fios automontados num campo elétrico transversal). Relatórios científicos. 2015 5.

88. Lyon D, Hubler A. Gap size dependence of the dielectric strength in nano vacuum gaps. IEEE Transactions on Dielectrics and Electrical Insulation. 2013

20:1467-71.

89. Kerativitayanan P, Carrow JK, Gaharwar AK. Nanomaterials for engineering stem cell responses. Advanced healthcare materials. 2015 4:1600-27.

90. Lapshin RV. STM observation of a box-shaped graphene nanostructure appeared after mechanical cleavage of pyrolytic graphite (Observação por STM de uma nanoestrutura de grafeno em forma de caixa que surge após clivagem mecânica de grafite pirolítica). Applied Surface Science. 2016 360:451-60.

91. Wei H, Wang E. Nanomaterials with enzyme-like characteristics (nanozymes): next-generation artificial enzymes. Chemical Society Reviews. 2013 42:6060-93.

92. Tardif F. Nanosafe 2012: Conferências internacionais sobre produção e utilização seguras de nanomateriais. Jornal de Física: Conference Series: IOP Publishing; 2013, p. 011001.

93. Anis M, AlTaher G, Sarhan W, Elsemary M. Nanovate: Commercializing Disruptive Nanotechnologies: Springer; 2016.

94. Polster T, Hoffmann M. Aluminum nitride based 3D, piezoelectric, tactile sensor. Procedia Chemistry. 2009 1:144-7.

95. Birkholz M, Ehwald KE, Kulse P, Drews J, Frohlich M, Haak U, et al. Ultrathin TiN Membranes as a Technology Platform for CMOS-Integrated MEMS and BioMEMS Devices. Advanced Functional Materials. 2011 21:1652-6.

96. McCord MA, Rooks MJ. SPIE handbook of microlithography, micromachining and microfabrication. SPIE, Bellingham; 2000.

97. Madou MJ. De MEMS a bio-MEMS e bio-NEMS: técnicas de fabrico e aplicações: CRC Press; 2011.

98. Williams KR, Muller RS. Etch rates for micromachining processing. Journal of Microelectromechanical systems. 1996 5:256-69.

99. Kovacs GT, Maluf NI, Petersen KE. Bulk micromachining of silicon.

Proceedings of the IEEE. 1998 86:1536-51.

100. Chang FI, Yeh R, Lin G, Chu PB, Hoffman E, Kruglick EJ, et al. Microusinagem de silício em fase gasosa com difluoreto de xénon. Proc SPIE Microelectronic Structures and Microelectromechanical Devices for Optical Processing and Multimedia Applications; 1995, p. 117-28.

101. Chang FI-J. Xenon difluoride etching of silicon for MEMS: UCLA; 1995.

102. Wilfinger RJ. Ressonador monolítico eletromecânico. Google Patents; 1971.

103. Wilfinger R, Bardell P, Chhabra D. The resonistor: a frequency selective device utilizing the mechanical resonance of a silicon substrate. IBM Journal of Research and Development. 1968 12:113-8.

104. Hines DR, Siwak NP, Mosher LA, Ghodssi R. MEMS Lithography and Micromachining Techniques. MEMS Materials and Processes Handbook: Springer; 2011, p. 667-753.

105. Bentley RW. Global oil & gas depletion: an overview. Energy policy. 2002 30:189-205.

106. Conselho NR. Ciência para a proteção ambiental: o caminho a seguir: National Academies Press; 2012.

107. Dunnett D, Wallace JS. Electricity generation from wave power in Canada (Produção de eletricidade a partir da energia das ondas no Canadá). Renewable Energy. 2009 34:179-95.

108. O'Driscoll P, Vergano D. Fossil fuels are to blame, world scientists conclude. USA Today. 2007.

109. Gabbard A. Coal combustion: nuclear resource or danger (Combustão de carvão: recurso nuclear ou perigo). Oak Ridge National Laboratory Review. 1993 26.

110. Aubrecht GJ. Nuclear proliferation through coal burning. Physics Education Research Group, Department of Physics, Ohio State University,∫ http://20985. 2003

173.

111. Associação ACA. Inquérito sobre a produção e utilização de produtos de combustão de carvão (PCC). Farmington Hills, MI. 2006.

112. Dresselhaus M, Thomas I. Alternative energy technologies. Nature. 2001 414:332.

113. Liodakis EG. The Nuclear Alternative: Energy Production within Ulaanbaatar, Mongolia. Actas da Conferência da AIP: AIP; 2011, p. 91-101.

114. Arapogianni A, Moccia J, Pineda I, Wilkes J. Avoiding fossil fuel costs with wind energy. Associação Europeia de Energia Eólica. 2014.

115. Fukui T, Murata K, Ohara S, Abe H, Naito M, Nogi K. Morphology control of Ni-YSZ cermet anode for lower temperature operation of SOFCs. Journal of power sources. 2004 125:17-21.

116. Barbaro P, Liguori F. Heterogenized homogeneous catalysts for fine chemicals production: materials and processes: Springer Science & Business Media; 2010.

117. Zalesskiy SS, Ananikov VP. Pd2 (dba) 3 como precursor de complexos metálicos solúveis e nanopartículas: Determinação de espécies activas de paládio para catálise e síntese. Organometálicos. 2012 31:2302-9.

118. Roucoux A, Schulz J, Patin H. Reduced transition metal colloids: a novel family of reusable catalysts? Chemical reviews. 2002 102:3757-78.

119. Buil MaL, Esteruelas MA, Niembro S, Olivan M, Orzechowski L, Pelayo C, et al. Dehalogenation and Hydrogenation of Aromatic Compounds Catalyzed by Nanoparticles Generated from Rhodium Bis (imino) pyridine Complexes §. Organometálicos. 2010 29:4375-83.

120. Yu W, Liu H, Liu M, Liu Z. Hidrogenação selectiva de citronelal a citronelol sobre coloides de metais nobres estabilizados com polímeros. Reactive and Functional

Polymers. 2000 44:21-9.

121. Yu W, Liu M, Liu H, An X, Liu Z, Ma X. Imobilização de colóides metálicos estabilizados por polímeros através de uma captura de coordenação modificada: preparação de colóides metálicos suportados com propriedades catalíticas singulares. Journal of Molecular Catalysis A: Chemical. 1999 142:201-11.

122. Bortnikov IS, Lidorenko N, Muchnik G, Riabikov S, Strebkov D. Solarenergy perspectives. Akademiia Nauk SSSR Izvestiia Mekhanika Zhidkosti i Gaza. 1981 17:3-12.

123. Statistics I. Key world energy statistics. Paris Agência Internacional de Energia. 2014.

124. Goldemberg J. World energy assessment: Energia e o desafio da sustentabilidade: United Nations Pubns; 2000.

125. Le Treut H, Somerville R, Cubasch U, Ding Y, Mauritzen C, Mokssit A, et al. Historical overview of climate change. 2007.

126. Vermaas W. An introduction to photosynthesis and its applications: Photosynthesis Center Arizona State University; 2000.

127. Lewis NS, Nocera DG. Powering the planet: Chemical challenges in solar energy utilization (Desafios químicos na utilização da energia solar). Actas da Academia Nacional de Ciências. 2006 103:15729-35.

128. Barber J. Photosynthetic energy conversion: natural and artificial. Chemical Society Reviews. 2009 38:185-96.

129. Archer CL, Jacobson MZ. Evaluation of global wind power. Journal of Geophysical Research: Atmospheres. 2005 110.

130. Herzog AV, Lipman TE, Kammen DM. Renewable energy sources. Encyclopedia of Life Support Systems (EOLSS) Forerunner Volume-'Perspectives and Overview of Life Support Systems and Sustainable Development. 2001.

131. Outlook AE. Administração da informação sobre energia. Departamento de Energia. 2010 92010:1-15.

132. Philibert C. The present and future use of solar thermal energy as a primary source of energy. Agência Internacional da Energia, Paris, França. 2005.

133. Smith ZA, Taylor KD. Renewable and alternative energy resources: a reference handbook (Recursos energéticos renováveis e alternativos: um manual de referência): ABC-CLIO; 2008.

134. Judkoff R, Neymark J. International Energy Agency building energy simulation test (BESTEST) and diagnostic method. Laboratório Nacional de Energias Renováveis, Golden, CO (EUA); 1995.

135. Barten H. Agência Internacional de Energia. 2005.

136. Tyfour W, Tashtoush G, Al-Khayyat A. Design and testing of a ready-to-use standalone hot air space heating system. Energy Procedia. 2015 74:1228-38.

137. Rede RREP. Renewables 2005 Global Status Report Worldwatch Institute. Washington, DC. 80 p. 2005.

138. Del Chiaro B, Telleen-Lawton T. Solar Water Heating: How California can reduce its dependence on natural gas: Environment California Research and Policy Center; 2006.

139. Raguse JM, Sites JR. Correlation of Electroluminescence With Open-Circuit Voltage From Thin-Film CdTe Solar Cells (Correlação da Eletroluminescência com a Tensão de Circuito Aberto das Células Solares de CdTe de Película Fina). IEEE Journal of Photovoltaics. 2015 5:1175-8.

140. Kane R, Sell H. Revolution in lamps: a chronicle of 50 years of progress: The Fairmont Press, Inc.; 2001.

141. Avallone E, Baumeister I, Sadegh A. Marks' Standard Handbook for Mechanical Engineers. 10: Nova Iorque: McGraw-Hill; 2006.

142. Khormasi R, Thayer S, Ping K, King C. High-resolution active-matrix electroluminescent display. RESUMO DE ARTIGOS TÉCNICOS DO SIMPÓSIO INTERNACIONAL SID: SOCIETY FOR INFORMATION DISPLAY; 1994, p. 137-.

143. Knapp AG, Bird NC. Dispositivos de visualização electroluminescentes de matriz ativa. Google Patents; 2002.

144. Eng D. Fashion geek: Clothes accessories tech: North Light Books; 2009.

145. Guadagno L, Raimondo M, Vittoria V, Vertuccio L, Lafdi K, De Vivo B, et al. The role of carbon nanofiber defects on the electrical and mechanical properties of CNF-based resins. Nanotechnology. 2013 24:305704.

146. Morgan P. Carbon fibers and their composites (Fibras de carbono e seus compósitos): CRC press; 2005.

147. Tibbetts GG, Lake ML, Strong KL, Rice BP. A review of the fabrication and properties of vapor-grown carbon nanofiber/polymer composites. Composites Science and Technology. 2007 67:1709-18.

148. Hammel E, Tang X, Trampert M, Schmitt T, Mauthner K, Eder A, et al. Carbon nanofibers for composite applications. Carbon. 2004 42:1153-8.

149. Burchell TD. Carbon materials for advanced technologies: Elsevier; 1999.

150. Tibbetts GG. Lengths of carbon fibers grown from iron catalyst particles in natural gas. Journal of Crystal Growth. 1985 73:431-8.

151. Baker R, Barber M, Harris P, Feates F, Waite R. Nucleação e crescimento de depósitos de carbono a partir da decomposição de acetileno catalisada por níquel. Journal of catalysis. 1972 26:51-62.

152. De Jong KP, Geus JW. Carbon nanofibers: catalytic synthesis and applications. Catalysis Reviews. 2000 42:481-510.

153. Lide DR. CRC handbook of chemistry and physics. 12J204. 1947.

154.  Sauter SL, Murphy LR, Hurrell JJ. Prevention of work-related psychological disorders: A national strategy proposed by the National Institute for Occupational Safety and Health (NIOSH). American Psychologist. 1990 45:1146.

155.  Federman Neto A, Pelegrino AC, Darin VA. Ferroceno: 50 anos de química organometálica de metais de transição - da química orgânica e inorgânica à química supramolecular. ChemInform. 2004 35.

156.  Pauson PL. Ferroceno - como tudo começou. Journal of Organometallic Chemistry. 2001 637:3-6.

157.  Kealy T, Pauson P. A new type of organo-iron compound. Nature. 1951 168:1039-40.

158.  Miller SA, Tebboth JA, Tremaine JF. 114. Di cyclo pentadienyliron. Journal of the Chemical Society (Resumed). 1952:632-5.

159.  Laszlo P, Hoffmann R. Ferrocene: ironclad history or Rashomon tale? Angewandte Chemie International Edition. 2000 39:123-4.

160.  Werner H. Pelo menos 60 anos de ferroceno: a descoberta e redescoberta dos complexos sanduíche. Angewandte Chemie International Edition. 2012 51:6052-8.

161.  Wilkinson G, Rosenblum M, Whiting M, Woodward R. The structure of iron bis-cyclopentadienyl. Journal of the American Chemical Society. 1952 74:2125-6.

162.  Weiss E, Fischer E. Zur Kristallstruktur der Di-cyclopentadienyl-verbindungen des zweiwertigen Magnesiums und Vanadins. Zeitschrift fur anorganische und allgemeine Chemie. 1955 278:219-24.

163.  Dunitz J, Orgel L. Bis-cyclopentadienyl iron: a molecular sandwich. Nature. 1953 171:121-2.

164.  Dunitz J, Orgel L, Rich A. A estrutura cristalina do ferroceno. Ata Crystallographica. 1956 9:373-5.

165.  Eiland PF, Pepinsky R. X-ray examination of iron biscyclopentadienyl.

Journal of the American Chemical Society. 1952 74:4971-.

166. Haaland A, Nilsson J. Determinação de barreiras à rotação interna por meio de difração de electrões. Ferroceno e rutenoceno. Ata Chem Scand. 1968 22:2653-70.

167. Coriani S, Haaland A, Helgaker T, JOrgensen P. The equilibrium structure of ferrocene. ChemPhysChem. 2006 7:245-9.

168. Abel EW, Long NJ, Orrell KG, Osborne AG, Sik V. Dynamic NMR studies of ring rotation in substituted ferrocenes and ruthenocenes. Journal of organometallic chemistry. 1991 403:195-208.

169. Wilkinson G, Pauson P, Cotton F. Bis-cyclopentadienyl Compounds of Nickel and Cobalt. Journal of the American Chemical Society. 1954 76:1970-4.

170. Wilkinson G, Cotton F. Cyclopentadienyl and arene metal compounds. Progress in Inorganic Chemistry, Volume 1. 1959:1-124.

171. Wilkinson G. Ferrocene. Organic Syntheses. 1956:31-.

172. Wilkinson G, Cotton F, Birmingham J. On manganese cyclopentadienide and some chemical reactions of neutral bis-cyclopentadienyl metal compounds. Journal of Inorganic and Nuclear Chemistry. 1956 2:95-113.

173. Monte MJ, Santos LM, Fulem M, Fonseca JM, Sousa CA. Novo aparelho estático e pressão de vapor de materiais de referência: naftaleno, ácido benzoico, benzofenona e ferroceno. Journal of Chemical & Engineering Data. 2006 51:757-66.

174. Rebiere F, Samuel O, Kagan H. Um método conveniente para a preparação de monolithioferrocene. Tetrahedron Letters. 1990 31:3121-4.

175. Herbert DE, Mayer UF, Manners I. Strained Metallocenophanes and Related Organometallic Rings Containing п-Hydrocarbon Ligands and Transition-Metal Centers. Angewandte Chemie International Edition. 2007 46:5060-81.

176. Stepnicka P. Ferrocenes: ligands, materials and biomolecules: John Wiley & Sons; 2008.

177. Pera NP, Kouki A, Haataja S, Branderhorst HM, Liskamp RM, Visser GM, et al. Deteção de bactérias patogénicas Streptococcus suis utilizando glicopartículas magnéticas. Química orgânica e biomolecular. 2010 8:2425-9.

178. Lenglet L, Nikitin P, Pequignot C. Magnetic immunoassays: a new paradigm in POCT. IVD Technology julho/agosto. 2008:43-9.

179. Koehler FM, Rossier M, Waelle M, Athanassiou EK, Limbach LK, Grass RN, et al. Magnetic EDTA: coupling heavy metal chelators to metal nanomagnets for rapid removal of cadmium, lead and copper from contaminated water. Chemical Communications. 2009:4862-4.

180. Yang H-H, Zhang S-Q, Chen X-L, Zhuang Z-X, Xu J-G, Wang X-R. Magnetite-containing spherical silica nanoparticles for biocatalysis and bioseparations. Analytical Chemistry. 2004 76:1316-21.

181. Noren K, Kempe M. Multilayered magnetic nanoparticles as a support in solid-phase peptide synthesis. International Journal of Peptide Research and Therapeutics. 2009 15:287.

182. Gupta AK, Gupta M. Synthesis and surface engineering of iron oxide nanoparticles for biomedical applications (Síntese e engenharia de superfície de nanopartículas de óxido de ferro para aplicações biomédicas). Biomaterials. 2005 26:3995-4021.

183. Schatz A, Reiser O, Stark WJ. Nanopartículas como Suportes de Catalisadores Semi-Heterogéneos. Chemistry-A European Journal. 2010 16:8950-67.

184. Schatz A, Grass RN, Stark WJ, Reiser O. TEMPO suportado em C/Co-Nanopartículas magnéticas: Um Organocatalisador Altamente Ativo e Reciclável. Chemistry-A European Journal. 2008 14:8262-6.

185. Schatz A, Hager M, Reiser O. Cu (II)-Azabis (oxazolina)-Complexos Imobilizados em Magnetite Superparamagnética@ Sílica-Nanopartículas: Um Catalisador Altamente Seletivo e Reciclável para a Resolução Cinética de 1, 2-Dióis.

Materiais Funcionais Avançados. 2009 19:2109-15.

186.  Colombo M, Carregal-Romero S, Casula MF, Gutierrez L, Morales MP, Bohm IB, et al. Biological applications of magnetic nanoparticles. Chemical Society Reviews. 2012 41:4306-34.

187.  Meng X, Seton HC, Lu LT, Prior IA, Thanh NT, Song B. Magnetic CoPt nanoparticles as MRI contrast agent for transplanted neural stem cells detection. Nanoscale. 2011 3:977-84.

188.  Javidi M, Heydari M, Attar MM, Haghpanahi M, Karimi A, Navidbakhsh M, et al. Cylindrical agar gel with fluid flow subjected to an alternating magnetic field during hyperthermia. International Journal of Hyperthermia. 2015 31:33-9.

189.  Javidi M, Heydari M, Karimi A, Haghpanahi M, Navidbakhsh M, Razmkon A. Evaluation of the effects of injection velocity and different gel concentrations on nanoparticles in hyperthermia therapy. Journal of biomedical physics & engineering. 2014 4:151.

190.  Estelrich J, Escribano E, Queralt J, Busquets MA. Iron oxide nanoparticles for magnetically-guided and magnetically-responsive drug delivery. Revista internacional de ciências moleculares. 2015 16:8070-101.

191. Reeves DB. Nonlinear Nonequilibrium Simulations of Magnetic Nanoparticles. Técnicas de caraterização magnética para nanomateriais: Springer; 2017, p. 121-56.

192. Reeves DB, Weaver JB. Abordagens para modelar a dinâmica de nanopartículas magnéticas. Critical Reviews™ em Engenharia Biomédica. 2014 42.

193.  Carrey J, Mehdaoui B, Respaud M. Modelos simples para cálculos de ciclos de histerese dinâmicos de nanopartículas magnéticas de domínio único: Aplicação à otimização da hipertermia magnética. Journal of Applied Physics. 2011 109:083921.

194. Franks GV, Lange FF. Plastic-to-Brittle Transition of Saturated, Alumina

Powder Compacts. Journal of the American Ceramic Society. 1996 79:3161-8.

195. Evans A, Davidge R. A resistência e a fratura do óxido de magnésio policristalino totalmente denso. Philosophical Magazine. 1969 20:373-88.

196. Lange F, Metcalf M. Origens de Fratura Relacionadas com o Processamento: II, Movimento de Aglomerado e Superfícies Internas Cracklike Causadas por Sinterização Diferencial. Journal of the American Ceramic Society. 1983 66:398-406.

197. Evans A. Considerações sobre os efeitos da falta de homogeneidade na sinterização. Journal of the American ceramic Society. 1982 65:497-501.

198. WHITESIDES G, MATHIAS J, SETO C. Molecular self-assembly and nanochemistry- A chemical strategy for the synthesis of nanostructures. Science. 1991 254:1312-9.

199. Dabbs DM, Aksay IA. Self-assembled ceramics produced by complex-fluid templation. Annual Review of Physical Chemistry. 2000 51:601-22.

200. Hodson L, Methner M, Zumwalde RD. Approaches to safe nanotechnology; managing the health and safety concerns associated with engineered nanomaterials. 2009.

201. Turkevich LA, Fernback J, Dastidar AG, Osterberg P. Potencial risco de explosão de nanopartículas carbonadas: seleção de alótropos. Combustion and flame. 2016 167:218-27.

202. Lazaris A, Arcidiacono S, Huang Y, Zhou J-F, Duguay F, Chretien N, et al. Spider silk fibers spun from soluble recombinant silk produced in mammalian cells. science. 2002 295:472-6.

203. Seidel A, Liivak O, Calve S, Adaska J, Ji G, Yang Z, et al. Regenerated spider silk: Processing, properties, and structure. Macromolecules. 2000 33:775-80.

204. Arcidiacono S, Mello CM, Butler M, Welsh E, Soares JW, Allen A, et al. Processamento aquoso e fiação de fibras de sedas de aranha recombinantes.

Macromolecules. 2002 35:1262-6.

205. Rammensee S, Slotta U, Scheibel T, Bausch A. Assembly mechanism of recombinant spider silk proteins. Actas da Academia Nacional de Ciências. 2008 105:6590-5.

206. Eisoldt L, Smith A, Scheibel T. Decoding the secrets of spider silk. Materials Today. 2011 14:80-6.

207. Fischer F, Brander J. Eine analyse der gespinste der kreuzspinne. Hoppe-Seyler' s Zeitschrift I'i'ir physiologische Chemie. 1960 320:92-102.

208. Lucas F, Shaw J, Smith S. Estudos comparativos de fibroínas: I. A composição de aminoácidos de várias fibroínas e o seu significado em relação à sua estrutura cristalina e taxonomia. Journal of molecular biology. 1960 2:339-49.

209. Xu M, Lewis RV. Structure of a protein superfiber: spider dragline silk. Actas da Academia Nacional de Ciências. 1990 87:7120-4.

210. Lucas F. Spiders and their silks. Discovery. 1964 25:20-6.

211. Vollrath F, Edmonds DT. Modulação das propriedades mecânicas da seda de aranha por revestimento com água. Nature. 1989 340:305-7.

212. Butler L, Laqua K. Nomenclatura, símbolos, unidades e sua utilização na análise espectroquímica-IX. Instrumentação para a dispersão espetral e o isolamento da radiação ótica (Recomendações IUPAC 1995). Química pura e aplicada. 1995 67:1725-44.

213. Marca JCD. Lines of Light: CRC Press; 1995.

214. Weeks ME. A descoberta dos elementos. XIII. Algumas descobertas espectroscópicas. J Chem Educ. 1932 9:1413.

215. Hewakuruppu YL, Dombrovsky LA, Chen C, Timchenko V, Jiang X, Baek S, et al. Plasmonic "pump-probe" method to study semi-transparent nanofluids. Applied optics. 2013 52:6041-50.

216. Assefa S, Xia F, Vlasov YA. Reinventing germanium avalanche photodetector for nanophotonic on-chip optical interconnects. Nature. 2010 464:80.

217. Mueller T, Xia F, Avouris P. Graphene photodetectors for high-speed optical communications. Nature photonics. 2010 4:297-301.

218. McCulloh RS. Treatise on the mechanical theory of heat and its applications to the steam-engine, etc: D. Van Nostrand; 1876.

219. Gibbs JW. Os artigos científicos de J. Willard Gibbs: Longmans, Green and Company; 1906.

220.    Lavenda BH. Uma nova perspetiva sobre a termodinâmica: Springer; 2010.

221. Carnot S. Reflexions on the motive power of fire: a critical edition with the surviving scientific manuscripts: Manchester University Press; 1986.

222.    Maxwell JC, Pesic P. Theory of heat: Courier Corporation; 2001.

223. Clausius R. The mechanical theory of heat: with its applications to the steam engine and to the physical properties of bodies: J. van Voorst; 1867.

224. Clausius R. Uber verschiedene fur die Anwendung bequeme Formen der Hauptgleichungen der mechanischen Warmetheorie. Annalen der Physik. 1865 201:353-400.

225. Baixo PF. Físico-química da interação argila-água. Avanços em agronomia. 1961 13:269-327.

226. Bronikowski MJ, Willis PA, Colbert DT, Smith K, Smalley RE. Gas-phase production of carbon single-walled nanotubes from carbon monoxide via the HiPco process: Um estudo paramétrico. Journal of Vacuum Science & Technology A: Vacuum, Surfaces, and Films. 2001 19:1800-5.

227. Itkis M, Perea D, Niyogi S, Rickard S, Hamon M, Hu H, et al. Purity evaluation of as-prepared single-walled carbon nanotube soot by use of solutionphase near-IR spectroscopy. Nano Letters. 2003 3:309-14.

228. Wang L, Pumera M. Residual metallic impurities within carbon nanotubes play a dominant role in supposedly "metal-free" oxygen reduction reactions. Chemical Communications. 2014 50:12662-4.

229. Geankoplis CJ. Processos de transporte e princípios de processos de separação: (inclui operações unitárias): Prentice Hall Professional Technical Reference; 2003.

230. Lienhard IV J. JH Lienhard V. Um livro de texto sobre transferência de calor. 2008 3.

231. Welty JR, Wicks CE, Rorrer G, Wilson RE. Fundamentals of momentum, heat, and mass transfer: John Wiley & Sons; 2009.

232. Faghri A, Zhang Y, Howell JR. Advanced heat and mass transfer: Global Digital Press; 2010.

233. Taylor RA, Phelan PE, Otanicar T, Prasher RS, Phelan BE. Socioeconomic impacts of heat transfer research. Comunicações Internacionais em Transferência de Calor e Massa. 2012 39:1467-73.

234. CH E. Introdução à termodinâmica em engenharia química. 2016.

235. Yunus AC. Heat transfer: a practical approach. MacGraw Hill, Nova Iorque. 2003.

236. Bergman TL, Incropera FP. Fundamentals of heat and mass transfer (Fundamentos da transferência de calor e massa): John Wiley & Sons; 2011.

237. Mojiri A, Taylor R, Thomsen E, Rosengarten G. Spectral beam splitting for efficient conversion of solar energy-A review. Renewable and Sustainable Energy Reviews. 2013 28:654-63.

238. Taylor RA, Phelan PE, Otanicar TP, Walker CA, Nguyen M, Trimble S, et al. Applicability of nanofluids in high flux solar collectors. Journal of Renewable and Sustainable Energy. 2011 3:023104.

239. Weinberg S. The discovery of subatomic particles edição revista: Cambridge University Press; 2003.

240. Whitaker H, Smith CUM, Finger S. Brain, Mind and Medicine:: Essays in Eighteenth-Century Neuroscience: Springer Science & Business Media; 2007.

241. Durst R. Eléctrodos quimicamente modificados: terminologia e definições recomendadas (Recomendações IUPAC 1997). Pure and Applied Chemistry. 1997 69:1317-24.

242. Nowotny J. Oxide semiconductors for solar energy conversion: titanium dioxide (Semicondutores de óxido para conversão de energia solar: dióxido de titânio): CRC Press; 2011.

243. Resumos MC. Departamento do Interior dos EUA e Serviço Geológico dos EUA. Washington DC. 2015.

244. El Goresy A, Chen M, Dubrovinsky L, Gillet P, Graup G. An ultradense polymorph of rutile with seven-coordinated titanium from the Ries crater. Science. 2001 293:1467-70.

245. El Goresy A, Chen M, Gillet P, Dubrovinsky L, Graup G, Ahuja R. Um polimorfo denso induzido por choque natural de rutilo com estrutura a-PbO 2 na suevita da cratera Ries na Alemanha. Earth and Planetary Science Letters. 2001 192:485-95.

246. Greenwood NN, Earnshaw A. Chemistry of the Elements: Elsevier; 2012.

247. Marchand R, Brohan L, Tournoux M. TiO2 (B) uma nova forma de dióxido de titânio e o octatitanato de potássio K2Ti8O17. Boletim de Investigação de Materiais. 1980 15:1129-33.

248. Latroche M, Brohan L, Marchand R, Tournoux M. New hollandite oxides: TiO2 (H) e K0. 06TiO2. Journal of Solid State Chemistry. 1989 81:78-82.

249. Akimoto J, Gotoh Y, Oosawa Y, Nonose N, Kumagai T, Aoki K, et al.

Oxidação topotáctica de Li 0,5 TiO 2 do tipo ramsdelita, um novo polimorfo de dióxido de titânio: TiO 2 (R). Journal of Solid State Chemistry. 1994 113:27-36.

250. Simons P, Dachille F. A estrutura do TiO2II, uma fase de alta pressão do TiO2. Ata Crystallographica. 1967 23:334-6.

251. Dubrovinskaia NA, Dubrovinsky LS, Ahuja R, Prokopenko VB, Dmitriev V, Weber H-P, et al. Identificação experimental e teórica de um novo polimorfo de TiO 2 a alta pressão. Physical Review Letters. 2001 87:275501.

252. Mattesini M, De Almeida J, Dubrovinsky L, Dubrovinskaia N, Johansson B, Ahuja R. Síntese a alta pressão e alta temperatura do polimorfo cúbico Ti O 2. Physical Review B. 2004 70:212101.

253. Oganov AR, Lyakhov AO. Towards the theory of hardness of materials. Journal of Superhard Materials. 2010 32:143-7.

254. Al-Khatatbeh Y, Lee KK, Kiefer B. Comportamento de alta pressão do TiO 2 como determinado pela experiência e pela teoria. Physical Review B. 2009 79:134114.

255. Nishio-Hamane D, Shimizu A, Nakahira R, Niwa K, Sano-Furukawa A, Okada T, et al. The stability and equation of state for the cotunnite phase of TiO2 up to 70 GPa. Physics and Chemistry of Minerals. 2010 37:129-36.

256. Emsley J. Os blocos de construção da natureza: um guia AZ para os elementos: Oxford University Press; 2011.

257. Banfield JF, Veblen DR, Smith DJ. A identificação de TiO 2 (B) de ocorrência natural através da determinação da estrutura utilizando microscopia eletrónica de alta resolução, simulação de imagem e refinamento de distância e mínimos quadrados. American Mineralogist. 1991 76:343-53.

258. Winkler J. Titanium dioxide (Hannover: Vincentz Network). ISBN 3-87870148-9; 2003.

259. Mogilevsky G, Chen Q, Kleinhammes A, Wu Y. A estrutura de nanotubos de

titânia multicamadas com base em anatase delaminada. Chemical physics letters. 2008 460:517-20.

260.  Harito C, Porras R, Bavykin DV, Walsh FC. Electrospinning of in situ and ex situ synthesized polyimide composites reinforced by titanate nanotubes. Journal of Applied Polymer Science. 2017 134.

261.  Harito C, Bavykin DV, Light ME, Walsh FC. Nanotubos e nanofolhas de titanato como reforço mecânico de ácido poliamico solúvel em água: Estudos experimentais e teóricos. Composites Part B: Engineering. 2017 124:5463.

262.  Lindstrom H, Sodergren S, Solbrand A, Rensmo H, Hjelm J, Hagfeldt A, et al. Inserção do ião Li+ no TiO2 (anatase). 2. Voltametria em filmes nanoporosos. The Journal of Physical Chemistry B. 1997 101:7717-22.

263.  Du X, Wang Q, Feng T, Chen X, Li L, Li L, et al. One-step Preparation of Nanoarchitectured TiO2 on Porous Al as Integrated Anode for High-performance Lithium-ion Batteries. Relatórios científicos. 2016 6.

264.  Su D, Dou S, Wang G. Anatase TiO2: melhor material anódico do que as fases amorfa e rutilo do TiO2 para baterias de iões de Na. Química dos Materiais. 2015 27:60229.

265.  Lewis RJ, Irving N. Sax's dangerous properties of industrial materials: Van Nostrand Reinhold; 2003.

266.  Sadrieh N, Wokovich AM, Gopee NV, Zheng J, Haines D, Parmiter D, et al. Falta de penetração dérmica significativa de dióxido de titânio de formulações de protetor solar contendo partículas de TiO2 de tamanho nano e submicrónico. Toxicological Sciences. 2010 115:156-66.

267.  Shaw T, Simpson B, Wilson B, Oostman H, Rainey D, Storrs F. A verdadeira fotoalergia aos protectores solares é rara, apesar da crença popular. Dermatitis. 2010 21:185-98.

268. "Nano World: Testes de toxicidade de nanopartículas". Physorg.com. 5 de abril de 2006. Recuperado em 12 de abril de 2010.

269.    http://virginia.academia.edu/BankimSanghavi

270.

http://www.drhuang.com/science/chemistry/electrochemistry/polar.doc.ht
m

271.    http://www.gamry.com/App_Notes/Potentiostat_Primer.htm

272.    http://goldbook.iupac.org/goldbook/W06686.html

273.    http://new.ametek.com/content-manager/files/PAR/App%20Note%20E-4%20-%20Electrochemical%20Analysis%20Techniques1.html

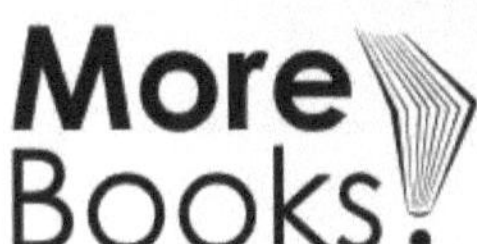


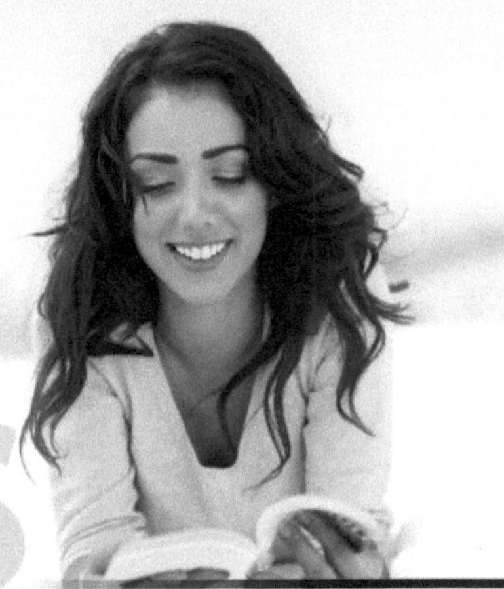

yes
**I want** morebooks!

Buy your books fast and straightforward online - at one of world's fastest growing online book stores! Environmentally sound due to Print-on-Demand technologies.

Buy your books online at
**www.morebooks.shop**

Compre os seus livros mais rápido e diretamente na internet, em uma das livrarias on-line com o maior crescimento no mundo! Produção que protege o meio ambiente através das tecnologias de impressão sob demanda.

Compre os seus livros on-line em
**www.morebooks.shop**

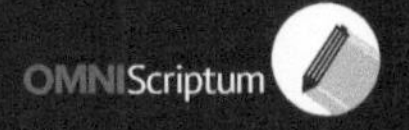

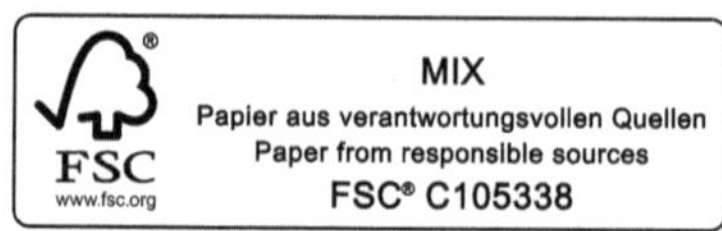

Printed by Books on Demand GmbH, Norderstedt / Germany